Нисконатриева кухня 2023

Рецепти за здравословно хранене

Maria Petrova

Съдържание

Овесени ядки с фъстъчено масло..11

Скоунс с ядки и плодове 12

Бананови бисквити 14

Ябълкови овесени ядки 15

Мъфини с боровинки 16

Кокосови палачинки 18

Палачинки с боровинки 19

Парфе от тиква 21

Вафли със сладки картофи 22

Френски тост..23

Какаови овесени ядки 24

Овесени ядки с манго 25

Череши и круши Овесени ядки 26

Купички с пекан и портокал 27

Печени праскови и сметана 28

Ябълки и купички за кисело мляко 29

Овесена каша от манго и нар..30

Чиа семена и топчета от нар 31

Хаш от яйце и моркови 32

Омлет от черен пипер 33

Фритата с магданоз..34

Печени яйца и артишок 35

Запеканка с боб и яйца 36

Куркума Cheesy Scramble 37

Хаш Браун и зеленчуци	38
Ризото с див лук и бекон	40
Канела Шамфъстък Киноа	42
Смес от череши и кисело мляко	43
Микс от сливи и кокос	44
Ябълково кисело мляко	45
Купички с ягоди и овесени ядки	46
Клен и праскова микс	47
Ориз с канела и фурми	48
Кисело мляко от смокини, круша и нар	49
Индийско орехче Ягода Pap	50
Кремообразен ориз и горски плодове	51
Ванилов кокосов ориз	52
Кокосов ориз и череши	53
Джинджифилова оризова смес	54
Гювеч с наденица с чили	55
Купички с ориз с гъби	57
Яйца от домати и спанак	59
Омлет със сусам	60
Овесени ядки от тиквички	61
Купа с бадеми и кокос	62
Топла салата от нахут	63
Какаов пудинг с просо	65
Чиа пудинг	66
Пудинг от тапиока	67
Чедър Хаш	68
Салата от снежен грах	69

Микс от киноа и нахут 70

Салата от маслини и черен пипер 71

Смес от зелен фасул и яйца 72

Салата от моркови и яйца 73

Кремообразни плодове 74

Купички с ябълки и стафиди 75

Джинджифилова каша от елда 76

Салата от карфиол и червен пипер 77

Пиле и Хаш Браун 78

Рецепти за диетичен обяд Dash 80

Бурито с черен боб 81

Микс от пиле и манго 83

Питки с нахут 85

Купички със салса и карфиол 87

Салата от сьомга и спанак 88

Микс от пиле и кале 89

Салата от сьомга и рукола 90

Салата със скариди и зеленчуци 91

Пуйки и чушки 92

Супа от зелен боб 94

Салата с авокадо, спанак и маслини 95

Тиган с телешко и тиквички 96

Смес от телешко и картофи с мащерка 98

Супа от свинско и моркови 99

Салата със скариди и ягоди 100

Салата със скариди и зелен фасул 102

Рибни такос 103

Сладкиши от тиквички 105

Яхния от нахут и домати 107

Салата с пиле, домати и спанак 108

Купички за аспержи и чушки 109

Гореща телешка яхния 111

Свински пържоли с гъби 113

Салата със скариди от кориандър 115

Яхния от патладжан 116

Смес от телешко и грах 117

Пуешка яхния 118

Телешка салата 120

Яхния от тиква 122

Смес от зеле и телешко месо 123

Яхния от свинско и зелен фасул 125

Крем супа от тиквички 127

Салата от скариди и грозде 128

Крем с куркума и моркови 129

Супа от телешко и черен боб 130

Купички със сьомга и скариди 132

Пиле и чеснов сос 133

Яхния с пиле и патладжан с куркума 134

Смес от пиле и ендивия 135

Пуешка супа 137

Смес от пиле и леща 138

Пилешко и карфиол 140

Супа от домати и моркови с босилек 142

Свинско със сладки картофи 143

Супа от пъстърва и моркови 144

Пуйка и яхния от копър 146

Супа от патладжани 147

Крем от сладки картофи 148

Супа с пиле и гъби 149

Тиган със сьомга с лайм 151

Картофена салата 152

Тиган с телешка кайма и домати 154

Салата със скариди и авокадо 155

Крем от броколи 156

Зелева чорба 158

Супа от целина и карфиол 160

Супа от свинско и праз 161

Салата от ментови скариди и броколи 162

Супа от скариди и треска 164

Смесете скаридите и зеления лук 166

Спаначена яхния 167

Смес от карфиол с къри 169

Яхния от моркови и тиквички 171

Яхния от зеле и зелен фасул 173

Гъбена супа с чили 175

Свинско чили 177

Салата с гъби и сьомга с червен пипер 178

Смес от нахут и картофи 180

Микс за пиле с кардамон 182

Леща Чили 184

Розмарин ендивия 186

Лимонена ендивия	187
Песто аспержи	188
Корени от червен пипер	189
Кремообразна картофена тава	190
Сусамово зеле	192
кориандър броколи	193
Чили Брюкселско зеле	194
Смесете кълнове и зелен лук	195
Пюре от карфиол	196
Салата с авокадо	197
Салата от репички	198
Салата с лимонова ендивия	199
Смес от маслини и царевица	200
Салата с рукола и кедрови ядки	201
Бадеми и спанак	202
Салата от зелен боб и царевица	203
Салата от ендивия и кале	204
Салата Едамаме	205
Салата от грозде и авокадо	206
Микс от риган и патладжан	207
Микс от печени домати	208
Мащерка Гъби	209
Соте от спанак и царевица	210
Задушете царевицата и лука	211
Салата от спанак и манго	212
Картофи с горчица	213
Кокосово брюкселско зеле	214

Корени от градински чай..215

Овесени ядки с фъстъчено масло

Време за подготовка: 6 часа и 10 минути

Време за приготвяне: 0 минути
Услуги: 1

съставки:

- 1 супена лъжица семена от чиа
- ½ чаша бадемово мляко
- 2 супени лъжици натурално фъстъчено масло
- 1 супена лъжица стевия
- ½ чаша овесени ядки без глутен
- 2 супени лъжици малини

Упътвания:

1. В буркан комбинирайте овесените ядки със семената от чиа и другите съставки с изключение на малините, разбъркайте малко, покрийте и оставете в хладилника за 6 часа.
2. Отгоре намажете с малините и сервирайте за закуска.

Хранене: калории 454, мазнини 23,9, фибри 12, въглехидрати 50,9, протеини 14,6

Скоунс с ядки и плодове

Време за приготвяне: 10 минути
Време за приготвяне: 12 минути
Опции: 8

съставки:
- 2 чаши бадемово брашно
- ½ чаена лъжичка сода за хляб
- ¼ чаша боровинки, сушени
- ¼ чаша слънчогледови семки
- ¼ чаша кайсии, нарязани
- ¼ чаша орехи, нарязани
- ¼ чаша сусамово семе
- 2 супени лъжици стевия
- 1 яйце, разбито

Упътвания:
1. В купа смесете брашното със содата за хляб, боровинките и останалите съставки и разбъркайте добре.
2. Оформя се квадратно тесто, разточва се върху набрашнена работна повърхност и се нарязва на 16 квадрата.
3. Подредете квадратчетата върху лист за печене, покрит с хартия за печене, и изпечете кифличките на 350 градуса F за 12 минути.
4. Сервирайте кифлите за закуска.

Хранене:Калории 238, мазнини 19,2, фибри 4,1, въглехидрати 8,6, протеини 8,8

Бананови бисквити

Време за приготвяне: 10 минути
Време за приготвяне: 15 минути
Услуги: 12

съставки:
- 1 чаша бадемово масло
- ¼ чаша стевия
- 1 чаена лъжичка ванилов екстракт
- 2 банана, обелени и намачкани
- 2 чаши овесени ядки без глутен
- 1 чаена лъжичка канела на прах
- 1 клонка бадеми, нарязани
- ½ чаша стафиди

Упътвания:
1. В купа смесете маслото със стевията и останалите съставки и разбъркайте добре с ръчен миксер.
2. Загребвайте средно големи форми от тази смес върху тава, постлана с хартия за печене, и леко ги сплескайте.
3. Гответе ги на 325 градуса F за 15 минути и сервирайте за закуска.

Хранене: Калории 280, мазнини 16, фибри 4, въглехидрати 29, протеини 8

Ябълкови овесени ядки

Време за приготвяне: 10 минути
Време за приготвяне: 7 часа
Опции: 4

съставки:
- 2 картофа, почистени, обелени и нарязани на кубчета
- 1 чаша овесени ядки без глутен
- 1 и ½ чаши вода
- 1 и ½ чаши бадемово мляко
- 2 с.л
- 2 супени лъжици бадемово масло
- ½ чаена лъжичка канела на прах
- 1 супена лъжица ленено семе, смляно
- Спрей за готвене

Упътвания:
1. Намажете уреда за бавно готвене със спрея за готвене и смесете овесените ядки с водата и другите съставки.
2. Разбъркайте малко и гответе на ниска температура за 7 часа.
3. Разпределете в купички и сервирайте за закуска.

Хранене: Калории 149, мазнини 3,6, фибри 3,9, въглехидрати 27,3, протеини 4,9

Мъфини с боровинки

Време за приготвяне: 10 минути
Време за приготвяне: 25 минути
Услуги: 12

съставки:
- 2 банана, обелени и намачкани
- 1 чаша бадемово мляко
- 1 чаена лъжичка ванилов екстракт
- ¼ чаша чист кленов сироп
- 1 чаена лъжичка ябълков оцет
- ¼ чаша кокосово масло, разтопено
- 2 чаши бадемово брашно
- 4 супени лъжици кокосова захар
- 2 супени лъжици канела на прах
- 2 чаени лъжички бакпулвер
- 2 чаши боровинки
- ½ чаена лъжичка сода за хляб
- ½ чаша орехи, смлени

Упътвания:
1. В купа смесете бананите с бадемовото мляко, ванилията и останалите съставки и разбъркайте добре.
2. Разпределете сместа в 12 форми за мъфини и печете на 350 градуса F за 25 минути.
3. Поднесете мъфините за закуска.

Хранене: Калории 180, мазнини 5, фибри 2, въглехидрати 31, протеини 4

Кокосови палачинки

Време за приготвяне: 10 минути
Време за приготвяне: 6 минути
Услуги: 12

съставки:
- 1 чаша бадемово брашно
- 1 супена лъжица ленено семе, смляно
- 2 чаши кокосово мляко
- 2 супени лъжици кокосово масло, разтопено
- 1 чаена лъжичка канела на прах
- 2 супени лъжици стевия

Упътвания:
1. В купа смесете брашното с лененото семе, млякото, половината олио, канелата и стевията и разбъркайте добре.
2. Загрейте тиган с останалото масло на среден огън, добавете ¼ чаша тесто за палачинки, разпределете в тигана, гответе по 2-3 минути от всяка страна и прехвърлете в чиния.
3. Повторете с останалата част от тестото за креп и ги сервирайте за закуска.

Хранене: Калории 71, мазнини 3, фибри 1, въглехидрати 8, протеин 1

Палачинки с боровинки

Време за приготвяне: 10 минути
Време за приготвяне: 7 минути
Услуги: 12

съставки:

- 2 яйца, бъркани
- 4 супени лъжици бадемово мляко
- 1 чаша пълномаслено кисело мляко
- 3 супени лъжици кокосово масло, разтопено
- ½ чаена лъжичка ванилов екстракт
- 1 и ½ чаши бадемово брашно
- 2 супени лъжици стевия
- 1 чаша боровинки
- 1 супена лъжица масло от авокадо

Упътвания:

1. В купа смесете яйцата с бадемовото мляко и останалите съставки с изключение на олиото и разбийте добре.
2. Загрейте тиган с олиото на среден огън, добавете ¼ чаша от тестото, разпределете в тигана, гответе 4 минути, обърнете, гответе още 3 минути и прехвърлете в чиния.
3. Повторете с останалата част от тестото и сервирайте палачинките за закуска.

Хранене: калории 64, мазнини 4,4, фибри 1,1, въглехидрати 4,7, протеини 1,8

Парфе от тиква

Време за приготвяне: 10 минути
Време за приготвяне: 0 минути
Опции: 4

съставки:
- ¼ чаша кашу
- ½ чаша вода
- 2 супени лъжици подправка за тиквен пай
- 2 чаши тиквено пюре
- 2 супени лъжици кленов сироп
- 1 круша, обелена, обелена и нарязана на парчета
- 2 чаши кокосово кисело мляко

Упътвания:
1. В блендер смесете кашуто с водата и останалите съставки с изключение на киселото мляко и пулса.
2. Разпределете киселото мляко в купички, отгоре също разпределете тиквения крем и сервирайте.

Хранене: Калории 200, мазнини 6,4, фибри 5,1, въглехидрати 32,9, протеин 5,5

Вафли със сладки картофи

Време за приготвяне: 10 минути
Време за приготвяне: 10 минути
Опции: 6

съставки:
- ½ чаша сладък картоф, сварен, обелен и настърган
- 1 чаша бадемово мляко
- 1 чаша овесени ядки без глутен
- 2 яйца, бъркани
- 1 супена лъжица мед
- ¼ чаена лъжичка бакпулвер
- 1 супена лъжица зехтин
- Спрей за готвене

Упътвания:
1. В купа смесете сладкия картоф с бадемовото мляко и останалите съставки с изключение на спрея за готвене и разбийте добре.
2. Намажете формата за гофрети със спрей за готвене и изсипете 1/3 от тестото във всяка формичка.
3. Гответе гофретите за 3-4 минути и ги сервирайте за закуска.

Хранене: калории 352, мазнини 22,4, фибри 6,7, въглехидрати 33,4, протеини 8,4

Френски тост

Време за приготвяне: 10 минути
Време за приготвяне: 5 минути
Услуги: 2

съставки:
- 4 филийки пълнозърнест хляб
- 2 супени лъжици кокосова захар
- ½ чаша кокосово мляко
- 2 яйца, бъркани
- 1 чаена лъжичка ванилов екстракт
- Спрей за готвене

Упътвания:
1. В купа смесете захарта с млякото, яйцата и ванилията и разбъркайте добре.
2. Потопете всяко парче хляб в тази смес.
3. Загрейте тиган, намазан със спрей за готвене, на среден огън, добавете препечените филийки, гответе по 2-3 минути от всяка страна, разпределете в чинии и сервирайте за закуска.

Хранене: калории 508, мазнини 30,8, фибри 7,1, въглехидрати 55,1, протеини 16,2

Какаови овесени ядки

Време за приготвяне: 10 минути
Време за приготвяне: 20 минути
Опции: 4

съставки:
- 2 чаши бадемово мляко
- 1 чаша старомоден овес
- 2 супени лъжици кокосова захар
- 1 чаена лъжичка какао на прах
- 2 супени лъжици екстракт от ванилия

Упътвания:
1. Загрейте тенджера с млякото на среден огън, добавете овесените ядки и останалите съставки, оставете да заври и гответе 20 минути.
2. Разпределете овесените ядки в купички и сервирайте топли за закуска.

Хранене: Калории 406, мазнини 30, фибри 4,8, въглехидрати 30,2, протеин 6

Овесени ядки с манго

Време за приготвяне: 10 минути
Време за приготвяне: 20 минути
Опции: 4

съставки:
- 2 чаши кокосово мляко
- 1 чаша старомоден овес
- 1 чаша манго, обелено и нарязано на кубчета
- 3 супени лъжици бадемово масло
- 2 супени лъжици кокосова захар
- ½ чаена лъжичка ванилов екстракт

Упътвания:
1. Сложете млякото в тенджера, загрейте го на среден огън, добавете овесените ядки и останалите съставки, разбъркайте, оставете да заври и гответе 20 минути.
2. Разбъркайте овесените ядки, разпределете ги в купички и сервирайте.

Хранене: калории 531, мазнини 41,8, фибри 7,5, въглехидрати 42,7, протеини 9,3

Череши и круши Овесени ядки

Време за приготвяне: 10 минути
Време за приготвяне: 10 минути
Опции: 6

съставки:

- 2 чаши старомоден овес
- 3 чаши бадемово мляко
- 2 и ½ супени лъжици какао на прах
- 1 чаена лъжичка ванилов екстракт
- 10 унции череши без костилки
- 2 круши, почистени от сърцевината, обелени и нарязани на кубчета

Упътвания:

1. Във вашата тенджера под налягане комбинирайте овесените ядки с млякото и другите съставки, разбъркайте, покрийте и гответе на висока температура за 10 минути.
2. Освободете налягането естествено за 10 минути, разбъркайте още веднъж овесените ядки, разпределете ги в купички и сервирайте.

Хранене: калории 477, мазнини 30,7, фибри 8,3, въглехидрати 49,6, протеини 7

Купички с пекан и портокал

Време за приготвяне: 10 минути
Време за приготвяне: 20 минути
Опции: 4

съставки:
- 1 чаша овесени ядки
- 2 чаши портокалов сок
- 2 супени лъжици кокосово масло, разтопено
- 2 супени лъжици стевия
- 3 супени лъжици пекани, нарязани
- ¼ чаена лъжичка ванилов екстракт

Упътвания:
1. Загрейте тенджера с портокаловия сок на среден огън, добавете овесените ядки, маслото и останалите съставки, разбийте, оставете да къкри 20 минути, разпределете в купички и сервирайте за закуска.

Хранене: калории 288, мазнини 39.1, фибри 3.4, въглехидрати 48.3, протеини 4.7

Печени праскови и сметана

Време за приготвяне: 10 минути
Време за приготвяне: 20 минути
Опции: 4

Съставки:
- 2 чаши кокосова сметана
- 1 чаена лъжичка канела на прах
- 1/3 чаша палмова захар
- 4 праскови, почистени от костилките и нарязани на парчета
- Спрей за готвене

Упътвания:
1. Намажете тава за печене със спрей за готвене и комбинирайте прасковите с останалите съставки вътре.
2. Печете това на 360 градуса F за 20 минути, разделете на топки и сервирайте за закуска.

Хранене: калории 338, мазнини 29,2, фибри 4,9, въглехидрати 21, протеини 4,2

Ябълки и купички за кисело мляко

Време за приготвяне: 10 минути
Време за приготвяне: 15 минути
Опции: 4

съставки:
- 1 чаша овесени ядки
- 1 и ½ чаши бадемово мляко
- 1 кофичка обезмаслено кисело мляко
- ¼ чаша кленов сироп
- 2 картофа, почистени, обелени и нарязани на парчета
- ½ чаена лъжичка канела на прах

Упътвания:
1. В тенджера смесете овесените ядки с млякото и другите съставки с изключение на киселото мляко, навийте на руло, оставете да заври и гответе на среден огън за 15 минути.
2. Разпределете киселото мляко в купички, отгоре разпределете ябълките и сместа от овесени ядки и сервирайте за закуска.

Хранене: калории 490, мазнини 30,2, фибри 7,4, въглехидрати 53,9, протеини 7

Овесена каша от манго и нар

Време за приготвяне: 10 минути
Време за приготвяне: 20 минути
Опции: 4

съставки:
- 3 чаши бадемово мляко
- 1 чаша овесени ядки
- 1 супена лъжица канела на прах
- 1 манго, обелено и нарязано на кубчета
- ½ чаена лъжичка ванилов екстракт
- 3 супени лъжици семена от нар

Упътвания:
1. Сложете млякото в тенджера и го загрейте на среден огън.
2. Добавете овесените ядки, канелата и останалите продукти, завийте, оставете да къкри 20 минути, разпределете в купички и сервирайте за закуска.

Хранене: Калории 568, мазнини 44,6, фибри 7,5, въглехидрати 42,5, протеини 7,8

Чиа семена и топчета от нар

Време за приготвяне: 10 минути
Време за приготвяне: 20 минути
Опции: 4

съставки:
- ½ чаша овесени ядки
- 2 чаши бадемово мляко
- ¼ чаша семена от нар
- 4 супени лъжици семена от чиа
- 1 чаена лъжичка ванилов екстракт

Упътвания:
1. Сложете млякото в тенджера, оставете да къкри на умерен огън, добавете овесените ядки и другите съставки, оставете да заври и гответе 20 минути.
2. Разпределете сместа в купички и сервирайте за закуска.

Хранене: Калории 462, мазнини 38, фибри 13,5, въглехидрати 27,1, протеини 8,8

Хаш от яйце и моркови

Време за приготвяне: 10 минути
Време за приготвяне: 20 минути
Опции: 4

Съставки:
- 2 моркова, обелени и нарязани на кубчета
- 1 супена лъжица зехтин
- 1 глава жълт лук, нарязан
- 1 чаша нискомаслено сирене чедър, настъргано
- 8 яйца, разбити
- 1 чаша кокосово мляко
- Щипка сол и черен пипер

Упътвания:
1. Загрейте тиган с олиото на среден огън, добавете лука и морковите, разбъркайте и запържете за 5 минути.
2. Добавете яйцата и останалите съставки, разбъркайте, гответе 15 минути, като разбърквате често, разпределете в чинии и сервирайте.

Хранене: Калории 431, мазнини 35,9, фибри 2,7, въглехидрати 10, протеини 20

Омлет от черен пипер

Време за приготвяне: 10 минути
Време за приготвяне: 15 минути
Опции: 4

съставки:
- 4 яйца, разбити
- Щипка черен пипер
- ¼ чаша бекон с ниско съдържание на натрий, нарязан
- 1 супена лъжица зехтин
- 1 чаша червен пипер, нарязан
- 4 пресни глави лук, нарязани
- ¾ чаша нискомаслено сирене, настъргано

Упътвания:
1. Загрейте тиган с олиото на среден огън, добавете пресния лук и чушките, разбъркайте и гответе 5 минути.
2. Добавете яйцата и останалите съставки, разбъркайте, разпределете в тигана, гответе 5 минути, обърнете, гответе още 5 минути, разпределете в чинии и сервирайте.

Хранене: калории 288, мазнини 18, фибри 0,8, въглехидрати 4, протеини 13,4

Фритата с магданоз

Време за приготвяне: 10 минути
Време за приготвяне: 20 минути
Опции: 4

съставки:

- Щипка черен пипер
- 4 яйца, разбити
- 2 супени лъжици магданоз, наситнен
- 1 супена лъжица нискомаслено сирене, настъргано
- 1 глава червен лук, наситнен
- 1 супена лъжица зехтин

Упътвания:

1. Загрейте тиган с олио на среден огън, добавете лука и черния пипер, разбъркайте и запържете за 5 минути.
2. Добавете яйцата, смесени с другите съставки, разпределете в тигана, поставете във фурната и гответе на 360 градуса F за 15 минути.
3. Разпределете фритата в чинии и сервирайте.

Хранене: калории 112, мазнини 8,5, фибри 0,7, въглехидрати 3,1, протеини 6,3

Печени яйца и артишок

Време за приготвяне: 5 минути
Време за приготвяне: 20 минути
Опции: 4

съставки:
- 4 яйца
- 4 филийки нискомаслен чедър, настърган
- 1 глава жълт лук, нарязан
- 1 супена лъжица масло от авокадо
- 1 супена лъжица кориандър, нарязан
- 1 чаша консервиран артишок без добавена сол, отцеден и нарязан

Упътвания:
1. Намажете 4 корички с олио, разпределете лука във всяка, счупете по едно яйце във всяка коричка, добавете артишока и отгоре поръсете кориандър и сирене чедър.
2. Поставете рамекините във фурната и печете на 380 градуса F за 20 минути.
3. Поднесете пържените яйца за закуска.

Хранене: калории 178, мазнини 10,9, фибри 2,9, въглехидрати 8,4, протеини 14,2

Запеканка с боб и яйца

Време за приготвяне: 10 минути
Време за готвене: 30 минути
Опции: 8

съставки:
- 8 яйца, разбити
- 2 глави червен лук, наситнени
- 1 червена чушка, нарязана на кубчета
- 4 унции консервиран черен боб, без добавена сол, отцеден и изплакнат
- ½ чаша зелен лук, нарязан
- 1 чаша нискомаслено сирене моцарела, настъргано
- Спрей за готвене

Упътвания:
1. Намажете тава за печене със спрея за готвене и разпределете черния боб, лука, зеления лук и чушката в тавата.
2. Добавете яйцата, смесени със сиренето, сложете във фурната и печете на 380 градуса F за 30 минути.
3. Разпределете сместа в чинии и сервирайте за закуска.

Хранене: Калории 140, мазнини 4,7, фибри 3,4, въглехидрати 13,6, протеини 11,2

Куркума Cheesy Scramble

Време за приготвяне: 10 минути
Време за приготвяне: 15 минути
Опции: 4

съставки:
- 3 супени лъжици нискомаслена моцарела, настъргана
- Щипка черен пипер
- 4 яйца, разбити
- 1 червена чушка, нарязана на кубчета
- 1 чаена лъжичка куркума на прах
- 1 супена лъжица зехтин
- 2 шалот, нарязани

Упътвания:
1. Загрейте тиган с олиото на среден огън, добавете шалота и червения пипер, разбъркайте и запържете за 5 минути.
2. Добавете яйцата, смесени с останалите продукти, разбъркайте, гответе 10 минути, разпределете всичко в чинии и сервирайте.

Хранене: Калории 138, мазнини 8, фибри 1,3, въглехидрати 4,6, протеини 12

Хаш Браун и зеленчуци

Време за приготвяне: 10 минути
Време за приготвяне: 20 минути
Опции: 4

съставки:
- 1 супена лъжица зехтин
- 4 яйца, разбити
- 1 чаша хеш кафяво
- ½ чаша обезмаслено сирене чедър, настъргано
- 1 малка глава жълт лук, наситнена
- Щипка черен пипер
- ½ зелена чушка, нарязана
- ½ червена чушка, нарязана на кубчета
- 1 морков, нарязан
- 1 супена лъжица кориандър, нарязан

Упътвания:
1. Загрейте тиган с олиото на средно силен огън, добавете лука и кафявото и гответе за 5 минути.
2. Добавете чушките и морковите, разбъркайте и гответе още 5 минути.
3. Добавете яйцата, черния пипер и сиренето, разбъркайте и гответе още 10 минути.
4. Добавете кориандъра, разбъркайте, гответе още няколко секунди, разпределете всичко в чинии и сервирайте за закуска.

Хранене:Калории 277, мазнини 17,5, фибри 2,7, въглехидрати 19,9, протеини 11

Ризото с див лук и бекон

Време за приготвяне: 10 минути
Време за приготвяне: 25 минути
Опции: 4

съставки:
- 3 резена бекон с ниско съдържание на натрий, нарязан
- 1 супена лъжица масло от авокадо
- 1 чаша бял ориз
- 1 глава червен лук, наситнен
- 2 чаши пилешки бульон с ниско съдържание на натрий
- 2 супени лъжици нискомаслен пармезан, благодарен
- 1 супена лъжица див лук, нарязан
- Щипка черен пипер

Упътвания:
1. Загрейте тиган с олиото на средно силен огън, добавете лука и бекона, разбъркайте и гответе за 5 минути.
2. Добавете ориза и останалите съставки, разбъркайте, оставете да заври и гответе на умерен огън 20 минути.
3. Разбъркайте сместа, разделете на кифлички и сервирайте за закуска.

Хранене:калории 271, мазнини 7,2, фибри 1,4, въглехидрати 40, протеини 9,9

Канела Шамфъстък Киноа

Време за приготвяне: 5 минути
Време за приготвяне: 10 минути
Опции: 4

съставки:
- 1 и ½ чаши вода
- 1 чаена лъжичка канела на прах
- 1 и ½ чаши киноа
- 1 чаша бадемово мляко
- 1 супена лъжица кокосова захар
- ¼ чаша шамфъстък, нарязан

Упътвания:
1. Сложете водата и бадемовото мляко в тенджера, оставете да заври на среден огън, добавете киноата и останалите съставки, разбийте, варете 10 минути, разпределете в купички, охладете и сервирайте за закуска.

Хранене: Калории 222, мазнини 16,7, фибри 2,5, въглехидрати 16,3, протеини 3,9

Смес от череши и кисело мляко

Време за приготвяне: 10 минути
Време за приготвяне: 0 минути
Опции: 4

съставки:
- 4 чаши обезмаслено кисело мляко
- 1 чаша череши, почистени от костилките и разполовени
- 4 супени лъжици кокосова захар
- ½ чаена лъжичка ванилов екстракт

Упътвания:
1. В купа смесете киселото мляко с черешите, захарта и ванилията, разбъркайте и оставете в хладилника за 10 минути.
2. Разпределете в купички и сервирайте за закуска.

Хранене:Калории 145, мазнини 0, фибри 0,1, въглехидрати 29, протеини 2,3

Микс от сливи и кокос

Време за приготвяне: 10 минути
Време за приготвяне: 15 минути
Опции: 4

съставки:

- 4 сливи, почистени от костилките и разполовени
- 3 супени лъжици кокосово масло, разтопено
- ½ чаена лъжичка канела на прах
- 1 чаша кокосова сметана
- ¼ чаша неподсладен кокос, настърган
- 2 супени лъжици слънчогледови семки, препечени

Упътвания:

1. В тава за печене смесете сливите с маслото, канелата и другите съставки, поставете във фурната и печете на 380 градуса F за 15 минути.
2. Разпределете всичко в купички и сервирайте.

Хранене: Калории 282, мазнини 27,1, фибри 2,8, въглехидрати 12,4, протеини 2,3

Ябълково кисело мляко

Време за приготвяне: 10 минути
Време за приготвяне: 0 минути
Опции: 4

съставки:

- 6 картофа, почистени и пасирани
- 1 чаша натурален ябълков сок
- 2 супени лъжици кокосова захар
- 2 чаши обезмаслено кисело мляко
- 1 чаена лъжичка канела на прах

Упътвания:

1. В купа смесете ябълките с ябълковия сок и останалите продукти, разбъркайте, разпределете в купички и оставете в хладилника за 10 минути преди сервиране.

Хранене: Калории 289, мазнини 0,6, фибри 8,7, въглехидрати 68,5, протеини 3,9

Купички с ягоди и овесени ядки

Време за приготвяне: 10 минути
Време за приготвяне: 20 минути
Опции: 4

съставки:
- 1 и ½ чаши овесени ядки без глутен
- 2 и ¼ чаши бадемово мляко
- ½ чаена лъжичка ванилов екстракт
- 2 чаши ягоди, нарязани
- 2 супени лъжици кокосова захар

Упътвания:
1. Сложете млякото в тенджера, оставете да къкри на умерен огън, добавете овесените ядки и останалите съставки, разбъркайте, гответе 20 минути, разпределете в купички и сервирайте за закуска.

Хранене: калории 216, мазнини 1,5, фибри 3,4, въглехидрати 39,5, протеини 10,4

Клен и праскова микс

Време за приготвяне: 10 минути
Време за приготвяне: 15 минути
Опции: 4

съставки:

- 4 праскови, почистете от сърцевината и нарежете на кръгчета
- ¼ чаша кленов сироп
- ¼ чаена лъжичка бадемов екстракт
- ½ чаша бадемово мляко

Упътвания:

1. Сложете бадемовото мляко в тенджера, оставете да къкри на среден огън, добавете прасковите и останалите съставки, завийте, варете 15 минути, разпределете в купички и сервирайте за закуска.

Хранене: калории 180, мазнини 7,6, фибри 3, въглехидрати 28,9, протеини 2,1

Ориз с канела и фурми

Време за приготвяне: 10 минути
Време за приготвяне: 20 минути
Опции: 4

съставки:
- 1 чаша бял ориз
- 2 чаши бадемово мляко
- 4 фурми, на парчета
- 2 супени лъжици канела на прах
- 2 супени лъжици кокосова захар

Упътвания:
1. В тенджера смесете ориза с млякото и останалите съставки, оставете да заври и гответе на умерен огън 20 минути.
2. Разбъркайте сместа отново, разделете на кифлички и сервирайте за закуска.

Хранене: Калории 516, мазнини 29, фибри 3,9, въглехидрати 59,4, протеини 6,8

Кисело мляко от смокини, круша и нар

Време за приготвяне: 10 минути
Време за приготвяне: 0 минути
Опции: 4

съставки:

- 1 чаша смокини, наполовина
- 1 чифт, обърнати и нарязани на кубчета
- ½ чаша семена от нар
- ½ чаша кокосова захар
- 2 чаши обезмаслено кисело мляко

Упътвания:

1. В купа смесете смокините с киселото мляко и останалите продукти, разбъркайте, разпределете в купички и сервирайте за закуска.

Хранене: Калории 223, мазнини 0,5, фибри 6,1, въглехидрати 52, протеини 4,5

Индийско орехче Ягода Pap

Време за приготвяне: 10 минути
Време за приготвяне: 20 минути
Опции: 4

съставки:
- 4 чаши кокосово мляко
- 1 чаша царевично брашно
- 1 чаена лъжичка ванилов екстракт
- 1 чаша ягоди, наполовина
- ½ чаена лъжичка индийско орехче, смляно

Упътвания:
1. Сложете млякото в тенджера, оставете да заври на среден огън, добавете царевичния грис и останалите съставки, разбъркайте, гответе 20 минути и свалете котлона.
2. Разпределете кашата в чиниите и сервирайте за закуска.

Хранене: калории 678, мазнини 58,5, фибри 8,3, въглехидрати 39,8, протеини 8,2

Кремообразен ориз и горски плодове

Време за приготвяне: 10 минути
Време за приготвяне: 20 минути
Опции: 4

съставки:
- 1 чаша кафяв ориз
- 2 чаши кокосово мляко
- 1 супена лъжица канела на прах
- 1 чаша къпини
- ½ чаша кокосова сметана, неподсладена

Упътвания:
1. Сложете млякото в тенджера, оставете да къкри на среден огън, добавете ориза и останалите съставки, варете 20 минути и разпределете на кифлички.
2. Сервирайте горещ за закуска.

Хранене: Калории 469, мазнини 30,1, фибри 6,5, въглехидрати 47,4, протеини 7

Ванилов кокосов ориз

Време за приготвяне: 10 минути
Време за приготвяне: 20 минути
Опции: 6

съставки:
- 2 чаши кокосово мляко
- 1 чаша ориз басмати
- 2 супени лъжици кокосова захар
- ¾ чаша кокосова сметана
- 1 чаена лъжичка ванилов екстракт

Упътвания:
1. В тенджера смесете млякото с ориза и останалите съставки, разбъркайте, оставете да заври и гответе на умерен огън 20 минути.
2. Разбъркайте сместа отново, разделете на кифлички и сервирайте за закуска.

Хранене: калории 462, мазнини 25,3, фибри 2,2, въглехидрати 55,2, протеини 4,8

Кокосов ориз и череши

Време за приготвяне: 10 минути
Време за приготвяне: 25 минути
Опции: 4

съставки:
- 1 супена лъжица кокос, настърган
- 2 супени лъжици кокосова захар
- 1 чаша бял ориз
- 2 чаши кокосово мляко
- ½ чаена лъжичка ванилов екстракт
- ¼ чаша череши, без костилки и наполовина
- Спрей за готвене

Упътвания:
1. Сложете млякото в тенджера, добавете захарта и кокоса, разбъркайте и оставете да къкри на среден огън.
2. Добавете ориза и останалите продукти, оставете да къкри 25 минути, като разбърквате често, разпределете в купички и сервирайте.

Хранене: калории 505, мазнини 29,5, фибри 3,4, въглехидрати 55,7, протеини 6,6

Джинджифилова оризова смес

Време за приготвяне: 10 минути
Време за приготвяне: 25 минути
Опции: 4

съставки:
- 1 чаша бял ориз
- 2 чаши бадемово мляко
- 1 супена лъжица джинджифил, благодарен
- 3 супени лъжици кокосова захар
- 1 чаена лъжичка канела на прах

Упътвания:
1. Сложете млякото в тенджера, оставете да къкри на умерен огън, добавете ориза и останалите съставки, разбъркайте, гответе 25 минути, разпределете в купички и сервирайте.

Хранене: Калории 449, мазнини 29, фибри 3,4, въглехидрати 44,6, протеин 6,2

Гювеч с наденица с чили

Време за приготвяне: 10 минути
Време за приготвяне: 35 минути
Опции: 4

съставки:
- 1 паунд хеш кафяво
- 4 яйца, разбити
- 1 глава червен лук, наситнен
- 1 люта чушка, нарязана
- 1 супена лъжица зехтин
- 6 унции наденица с ниско съдържание на натрий, нарязана
- ¼ чаена лъжичка чили на прах
- Щипка черен пипер

Упътвания:
1. Загрейте тиган с олиото на среден огън, добавете лука и наденицата, разбъркайте и запържете за 5 минути.
2. Добавете брауна и другите съставки, с изключение на яйцата и черния пипер, разбъркайте и гответе още 5 минути.
3. Изсипете яйцата, смесени с черния пипер, върху сместа за колбаси, сложете тавата във фурната и печете на 370 градуса F за 25 минути.
4. Разпределете сместа в чиниите и сервирайте за закуска,

Хранене: калории 527, мазнини 31,3, фибри 3,8, въглехидрати 51,2, протеини 13,3

Купички с ориз с гъби

Време за приготвяне: 10 минути
Време за готвене: 30 минути
Опции: 4

съставки:

- 1 глава червен лук, наситнен
- 1 чаша бял ориз
- 2 скилидки чесън, смлени
- 2 супени лъжици зехтин
- 2 чаши пилешки бульон с ниско съдържание на натрий
- 1 супена лъжица кориандър, нарязан
- ½ чаша обезмаслено сирене чедър, настъргано
- ½ килограм бяла гъба, нарязана на филийки
- Добавете черен пипер на вкус

Упътвания:

1. Загрейте тиган с олио на среден огън, добавете лука, чесъна и гъбите, разбъркайте и гответе за 5-6 минути.
2. Добавете ориза и останалите съставки, оставете да заври и гответе на умерен огън 25 минути, като разбърквате често.
3. Разпределете оризовата смес в купички и сервирайте за закуска.

Хранене: Калории 314, мазнини 12,2, фибри 1,8, въглехидрати 42,1, протеини 9,5

Яйца от домати и спанак

Време за приготвяне: 10 минути
Време за приготвяне: 20 минути
Опции: 4

Съставки:
- ½ чаша нискомаслено мляко
- Черен пипер на вкус
- 8 яйца, разбити
- 1 чаша бейби спанак, нарязан
- 1 глава жълт лук, нарязан
- 1 супена лъжица зехтин
- 1 чаша чери домати, нарязани на кубчета
- ¼ чаша чедър без мазнини, настърган

Упътвания:
1. Загрейте тиган с олио на среден огън, добавете лука, разбъркайте и гответе за 2-3 минути.
2. Добавете спанака и доматите, разбъркайте и гответе още 2 минути.
3. Добавете разбърканите с прясното мляко и черния пипер яйца и разбъркайте внимателно.
4. Поръсете чедъра отгоре, поставете тавата във фурната и гответе на 390 градуса F за 15 минути.
5. Разпределете в чинии и сервирайте.

Хранене: Калории 195, мазнини 13, фибри 1,3, въглехидрати 6,8, протеини 13,7

Омлет със сусам

Време за приготвяне: 5 минути
Време за приготвяне: 15 минути
Опции: 4

съставки:
- 4 яйца, разбити
- Щипка черен пипер
- 1 супена лъжица зехтин
- 1 чаена лъжичка сусам
- 2 глави лук, нарязани
- 1 чаена лъжичка сладък червен пипер
- 1 супена лъжица кориандър, нарязан

Упътвания:
1. Загрейте тиган с олиото на среден огън, добавете шалота, разбъркайте и запържете за 2 минути.
2. Добавете яйцата, смесени с останалите продукти, разбийте малко, разпределете омлета в тигана и гответе 7 минути.
3. Обърнете, гответе омлета още 6 минути, разпределете го в чинии и сервирайте.

Хранене: Калории 101, мазнини 8,3, фибри 0,5, въглехидрати 1,4, протеини 5,9

Овесени ядки от тиквички

Време за приготвяне: 5 минути
Време за приготвяне: 20 минути
Опции: 4

съставки:
- 1 чаша овесени ядки
- 3 чаши бадемово мляко
- 1 супена лъжица обезмаслено масло
- 2 супени лъжици канела на прах
- 1 чаена лъжичка подправка за тиквен пай
- 1 чаша тиквички, настъргани

Упътвания:
1. Загрейте тиган с млякото на среден огън, добавете овесените ядки и останалите съставки, разбъркайте, оставете да заври и гответе 20 минути, като разбърквате от време на време.
2. Разпределете овесените ядки в купички и сервирайте за закуска.

Хранене: калории 508, мазнини 44,5, фибри 6,7, въглехидрати 27,2, протеини 7,5

Купа с бадеми и кокос

Време за приготвяне: 5 минути
Време за приготвяне: 20 минути
Опции: 4

съставки:
- 2 чаши кокосово мляко
- 1 чаша кокос, настърган
- ½ чаша кленов сироп
- 1 чаша стафиди
- 1 чаша бадеми
- ½ чаена лъжичка ванилов екстракт

Упътвания:
1. Сложете млякото в тенджера, оставете да заври на умерен огън, добавете кокоса и останалите съставки и гответе 20 минути, като разбърквате от време на време.
2. Разпределете сместа в купички и сервирайте топла за закуска.

Хранене: калории 697, мазнини 47,4, фибри 8,8, въглехидрати 70, протеини 9,6

Топла салата от нахут

Време за приготвяне: 5 минути
Време за приготвяне: 15 минути
Опции: 4

съставки:
- 2 скилидки чесън, смлени
- 2 домата, грубо нарязани на кубчета
- 1 краставица, грубо нарязана на кубчета
- 2 шалот, нарязани
- 2 чаши консервиран нахут, без добавена сол, отцеден
- 1 супена лъжица магданоз, наситнен
- 1/3 чаша мента, нарязана
- 1 авокадо, без костилки, обелено и нарязано на кубчета
- 2 супени лъжици зехтин
- Сок от 1 лайм
- Черен пипер на вкус

Упътвания:
1. Загрейте тиган с олиото на среден огън, добавете чесъна и шалота, разбъркайте и гответе 2 минути.
2. Добавете нахута и останалите съставки, разбъркайте, гответе още 13 минути, разпределете в купички и сервирайте за закуска.

Хранене: Калории 561, мазнини 23,1, фибри 22,4, въглехидрати 73,1, протеини 21,8

Какаов пудинг с просо

Време за приготвяне: 10 минути
Време за готвене: 30 минути
Опции: 4

съставки:

- 14 унции кокосово мляко
- 1 чаша просо
- 1 супена лъжица какао на прах
- ½ чаена лъжичка ванилов екстракт

Упътвания:

1. Сложете млякото в тенджера, оставете да заври на среден огън, добавете просото и останалите съставки и гответе 30 минути, като разбърквате често.
2. Разпределете в купички и сервирайте за закуска.

Хранене: калории 422, мазнини 25,9, фибри 6,8, въглехидрати 42,7, протеини 8

Чиа пудинг

Време за приготвяне: 15 минути
Време за приготвяне: 0 минути
Опции: 4

съставки:
- 2 чаши бадемово мляко
- ½ чаша семена от чиа
- 2 супени лъжици кокосова захар
- Кора от ½ лимон, настъргана
- 1 чаена лъжичка ванилов екстракт
- ½ чаена лъжичка джинджифил на прах

Упътвания:
1. В купа смесете семената от чиа с млякото и останалите съставки, навийте на руло и оставете за 15 минути преди сервиране.

Хранене: калории 366, мазнини 30,8, фибри 5,5, въглехидрати 20,8, протеини 4,6

Пудинг от тапиока

Време за приготвяне: 2 часа
Време за приготвяне: 0 минути
Опции: 4

съставки:
- ½ чаша перли от тапиока
- 2 чаши кокосово мляко, топло
- 4 супени лъжици кокосова захар
- ½ чаена лъжичка канела на прах

Упътвания:
1. В купа смесете тапиоката с топлото мляко и останалите съставки, разбъркайте и оставете за 2 часа преди сервиране.
2. Разпределете в малки купички и сервирайте за закуска.

Хранене: Калории 439, мазнини 28,6, фибри 2,8, въглехидрати 42,5, протеини 3,8

Чедър Хаш

Време за приготвяне: 10 минути
Време за приготвяне: 25 минути
Опции: 4

съставки:
- 1 паунд хеш кафяво
- 1 супена лъжица масло от авокадо
- 1/3 чаша кокосова сметана
- 1 глава жълт лук, нарязан
- 1 чаша обезмаслено сирене чедър, за благодарност
- Черен пипер на вкус
- 4 яйца, разбити

Упътвания:
1. Загрейте тиган с олиото на среден огън, добавете кафявото и лука, разбъркайте и запържете за 5 минути.
2. Добавете останалите съставки, с изключение на сиренето, разбъркайте и гответе още 5 минути.
3. Поръсете сиренето отгоре, поставете тавата във фурната и печете на 390 градуса F за 15 минути.
4. Разпределете сместа в чинии и сервирайте за закуска.

Хранене: калории 539, мазнини 33,2, фибри 4,8, въглехидрати 44,4, протеини 16,8

Салата от снежен грах

Време за приготвяне: 10 минути
Време за приготвяне: 20 минути
Опции: 4

съставки:
- 3 скилидки чесън, смлени
- 1 глава жълт лук, нарязан
- 1 супена лъжица зехтин
- 1 морков, нарязан
- 1 супена лъжица балсамов оцет
- 2 чаши снежен грах, нарязан наполовина
- ½ чаша вегетариански бульон, без добавена сол
- 2 супени лъжици лук, нарязан
- 1 супена лъжица кориандър, нарязан

Упътвания:
1. Загрейте тиган с олио на среден огън, добавете лука и чесъна, разбъркайте и гответе за 5 минути.
2. Добавете снежния грах и другите съставки, разбъркайте и гответе на среден огън за 15 минути.
3. Разпределете сместа в купички и сервирайте топла за закуска.

Хранене: калории 89, мазнини 4,2, фибри 3,3, въглехидрати 11,2, протеини 3,3

Микс от киноа и нахут

Време за приготвяне: 10 минути
Време за приготвяне: 20 минути
Опции: 6

съставки:
- 1 глава червен лук, наситнен
- 1 супена лъжица зехтин
- 15 унции консервиран нахут, без добавена сол и отцеден
- 14 унции кокосово мляко
- ¼ чаша киноа
- 1 супена лъжица джинджифил, благодарен
- 2 скилидки чесън, смлени
- 1 супена лъжица куркума на прах
- 1 супена лъжица кориандър, нарязан

Упътвания:
1. Загрейте тиган с олио на среден огън, добавете лука, разбъркайте и запържете за 5 минути.
2. Добавете нахута, киноата и останалите съставки, разбъркайте, оставете да заври и гответе 15 минути.
3. Разпределете сместа в купички и сервирайте за закуска.

Хранене: калории 472, мазнини 23, фибри 15,1, въглехидрати 54,6, протеини 16,6

Салата от маслини и черен пипер

Време за приготвяне: 5 минути
Време за приготвяне: 15 минути
Опции: 4

съставки:

- 1 чаша черни маслини, без костилки и наполовина
- ½ чаша зелени маслини, без костилки и наполовина
- 1 супена лъжица зехтин
- 2 глави лук, нарязани
- 1 червена чушка, нарязана на лентички
- 1 зелена чушка, нарязана на ивици
- Кората на 1 лайм, настъргана
- Сок от 1 лайм
- 1 връзка магданоз, наситнен
- 1 домат, нарязан

Упътвания:

1. Загрейте тиган с олиото на среден огън, добавете шалота, разбъркайте и запържете за 2 минути.
2. Добавете маслините, чушките и останалите съставки, разбъркайте и гответе още 13 минути.
3. Разпределете в купички и сервирайте за закуска.

Хранене: калории 192, мазнини 6,7, фибри 3,3, въглехидрати 9,3, протеини 3,5

Смес от зелен фасул и яйца

Време за приготвяне: 10 минути
Време за приготвяне: 15 минути
Опции: 4

съставки:
- 1 скилидка чесън, смлян
- 1 глава червен лук, наситнен
- 1 супена лъжица масло от авокадо
- 1 килограм зелен фасул, подрязан и наполовина
- 8 яйца, разбити
- 1 супена лъжица кориандър, нарязан
- Щипка черен пипер

Упътвания:
1. Загрейте тиган с олио на среден огън, добавете лука и чесъна и ги запържете за 2 минути.
2. Добавете зеления фасул и гответе още 2 минути.
3. Добавете яйцата, черния пипер и кориандъра, разбъркайте, разпределете в тигана и гответе 10 минути.
4. Разпределете сместа между чиниите и сервирайте.

Хранене: Калории 260, мазнини 12,1, фибри 4,7, въглехидрати 19,4, протеини 3,6

Салата от моркови и яйца

Време за приготвяне: 10 минути
Време за приготвяне: 0 минути
Опции: 4

съставки:
- 2 моркова, нарязани на кубчета
- 2 глави зелен лук, нарязани
- 1 връзка магданоз, наситнен
- 2 супени лъжици зехтин
- 4 яйца, твърдо сварени, обелени и нарязани на кубчета
- 1 супена лъжица балсамов оцет
- 1 супена лъжица див лук, нарязан
- Щипка черен пипер

Упътвания:
1. В купа смесете морковите с яйцата и останалите съставки, разбъркайте и сервирайте за закуска.

Хранене: Калории 251, мазнини 9,6, фибри 4,1, въглехидрати 15,2, протеини 3,5

Кремообразни плодове

Време за приготвяне: 5 минути
Време за приготвяне: 15 минути
Опции: 4

съставки:
- 3 супени лъжици кокосова захар
- 1 чаша кокосова сметана
- 1 чаша боровинки
- 1 чаша къпини
- 1 чаша ягоди
- 1 чаена лъжичка ванилов екстракт

Упътвания:
1. Сложете сметаната в тенджера, загрейте я на среден огън, добавете захарта и останалите продукти, завийте, варете 15 минути, разпределете в купички и сервирайте за закуска.

Хранене: калории 460, мазнини 16,7, фибри 6,5, въглехидрати 40,3, протеини 5,7

Купички с ябълки и стафиди

Време за приготвяне: 5 минути
Време за приготвяне: 15 минути
Опции: 4

съставки:
- 1 чаша боровинки
- 1 чаена лъжичка канела на прах
- 1 и ½ чаши бадемово мляко
- ¼ чаша стафиди
- 2 картофа, почистени, обелени и нарязани на кубчета
- 1 чаша кокосова сметана

Упътвания:
1. Сложете млякото в тенджера, оставете да къкри на среден огън, добавете горските плодове и останалите съставки, завийте, варете 15 минути, разпределете в купички и сервирайте за закуска.

Хранене: Калории 482, мазнини 7,8, фибри 5,6, въглехидрати 15,9, протеини 4,9

Джинджифилова каша от елда

Време за приготвяне: 10 минути
Време за приготвяне: 25 минути
Опции: 4

съставки:

- 1 чаша елда
- 3 чаши кокосово мляко
- ½ чаена лъжичка ванилов екстракт
- 1 супена лъжица кокосова захар
- 1 чаена лъжичка джинджифил на прах
- 1 чаена лъжичка канела на прах

Упътвания:

1. Сложете млякото и захарта в тенджера, оставете да къкри на умерен огън, добавете елдата и останалите съставки, варете 25 минути, като разбърквате често, разпределете в купички и сервирайте за закуска.

Хранене: Калории 482, мазнини 14,9, фибри 4,5, въглехидрати 56,3, протеини 7,5

Салата от карфиол и червен пипер

Време за приготвяне: 10 минути
Време за приготвяне: 20 минути
Опции: 4

съставки:
- 1 килограм цветчета карфиол
- 1 супена лъжица зехтин
- 2 пресни глави лук, нарязани
- 1 червена чушка, нарязана
- 1 жълта чушка, нарязана
- 1 зелена чушка, нарязана
- 1 супена лъжица кориандър, нарязан
- Щипка черен пипер

Упътвания:
1. Загрейте тиган с олио на среден огън, добавете пресния лук, разбъркайте и запържете за 2 минути.
2. Добавете карфиола и останалите съставки, навийте на руло, гответе 16 минути, разпределете в купички и сервирайте за закуска.

Хранене: калории 271, мазнини 11,2, фибри 3,4, въглехидрати 11,5, протеини 4

Пиле и Хаш Браун

Време за приготвяне: 10 минути
Време за приготвяне: 25 минути
Опции: 4

съставки:
- 2 супени лъжици зехтин
- 1 глава жълт лук, нарязан
- 2 скилидки чесън, смлени
- 1 чаена лъжичка подправка Cajun
- 8 унции пилешки гърди, без кожа, без кости и смлени
- ½ паунд хеш кафяво
- 2 супени лъжици зеленчуков бульон, без добавена сол
- 1 зелена чушка, нарязана

Упътвания:
1. Загрейте тиган с олио на среден огън, добавете лука, чесъна и месото и запържете за 5 минути.
2. Добавете хеш кафявото и другите съставки, разбъркайте и гответе на среден огън за 20 минути, като разбърквате често.
3. Разпределете в чинии и сервирайте за закуска.

Хранене: Калории 362, мазнини 14,3, фибри 6,3, въглехидрати 25,6, протеин 6,1

Рецепти за диетичен обяд Dash

Бурито с черен боб

Време за приготвяне: 5 минути
Време за приготвяне: 12 минути
Опции: 4

съставки:

- 1 чаша консервиран черен боб, без добавена сол, отцеден и изплакнат
- 1 зелена чушка, нарязана
- 1 морков обелете и настържете
- 1 супена лъжица зехтин
- 1 глава червен лук, нарязан
- ½ чаша царевица
- 1 чаша нискомаслен чедър, настърган
- 6 пълнозърнести тортили
- 1 кофичка обезмаслено кисело мляко

Упътвания:

1. Загрейте тиган с олио на среден огън, добавете лука и го запържете за 2 минути.
2. Добавете боба, моркова, чушката и царевицата, разбъркайте и гответе още 10 минути.
3. Наредете тортилите върху работен плот, върху всяка разпределете бобената смес, сиренето и киселото мляко също, завийте на руло и сервирайте за обяд.

Хранене: калории 451, мазнини 7,5, фибри 13,8, въглехидрати 78,2, протеини 20,9

Микс от пиле и манго

Време за приготвяне: 10 минути
Време за приготвяне: 20 минути
Опции: 4

Съставки:

- 2 пилешки гърди, без кожа, обезкостени и нарязани на кубчета
- ¼ чаша пилешки бульон с ниско съдържание на натрий
- ½ чаша целина, нарязана
- 1 чаша бейби спанак
- 1 манго, обелено и нарязано на кубчета
- 2 пресни глави лук, нарязани
- 1 супена лъжица зехтин
- 1 чаена лъжичка мащерка, изсушена
- ¼ чаена лъжичка чесън на прах
- Щипка черен пипер

Упътвания:

1. Загрейте тиган с олиото на среден огън, добавете пресния лук и пилето и запържете за 5 минути.
2. Добавете целината и останалите съставки с изключение на спанака, разбъркайте и гответе още 12 минути.
3. Добавете спанака, разбъркайте, гответе 2-3 минути, разпределете всичко в чинии и сервирайте.

Хранене: калории 221, мазнини 9,1, фибри 2, въглехидрати 14,1, протеини 21,5

Питки с нахут

Време за приготвяне: 10 минути
Време за приготвяне: 10 минути
Опции: 4

съставки:

- 2 скилидки чесън, смлени
- 15 унции консервирано пиле, без добавена сол, отцедено и изплакнато
- 1 чаена лъжичка чили на прах
- 1 чаена лъжичка кимион, смлян
- 1 яйце
- 1 супена лъжица зехтин
- 1 супена лъжица сок от лайм
- 1 супена лъжица кора от лайм, благодарна
- 1 супена лъжица кориандър, нарязан

Упътвания:

1. В блендер смесете нахута с чесъна и другите съставки с изключение на яйцето и разбийте добре.
2. От тази смес оформете средни сладки.
3. Загрейте тиган с олиото на средно силен огън, добавете сладките нахут, запържете по 5 минути от всяка страна, разпределете в чиниите и сервирайте за обяд с гарнитура от салата.

Хранене: калории 441, мазнини 11,3, фибри 19, въглехидрати 66,4, протеини 22,2

Купички със салса и карфиол

Време за приготвяне: 10 минути
Време за приготвяне: 10 минути
Опции: 4

съставки:
- 1 супена лъжица масло от авокадо
- 1 чаша червен пипер, нарязан на кубчета
- 1 килограм цветчета карфиол
- 1 глава червен лук, наситнен
- 3 супени лъжици салса
- 2 супени лъжици нискомаслен чедър, настърган
- 2 супени лъжици кокосова сметана

Упътвания:
1. Загрейте тиган с олиото на среден огън, добавете лука и чушката и запържете за 2 минути.
2. Добавете карфиола и останалите съставки, разбъркайте, гответе още 8 минути, разпределете в купички и сервирайте.

Хранене: калории 114, мазнини 5,5, фибри 4,3, въглехидрати 12,7, протеини 6,7

Салата от сьомга и спанак

Време за приготвяне: 5 минути
Време за приготвяне: 0 минути
Опции: 4

съставки:

- 1 чаша консервирана сьомга, отцедена и нарязана на люспи
- 1 супена лъжица кора от лайм, благодарна
- 1 супена лъжица сок от лайм
- 3 супени лъжици обезмаслено кисело мляко
- 1 чаша бейби спанак
- 1 чаена лъжичка каперси, отцедени и нарязани
- 1 глава червен лук, наситнен
- Щипка черен пипер
- 1 супена лъжица див лук, нарязан

Упътвания:

1. В купа смесете сьомгата с кората от лайм, сока от лайм и другите съставки, разбъркайте и сервирайте студена за обяд.

Хранене: Калории 61, мазнини 1,9, фибри 1, въглехидрати 5, протеини 6,8

Микс от пиле и кале

Време за приготвяне: 10 минути
Време за приготвяне: 20 минути
Опции: 4

съставки:
- 1 супена лъжица зехтин
- 1 килограм пилешки гърди, без кожа, обезкостени и нарязани на кубчета
- ½ паунд кейл, настърган
- 2 чери домата, разполовени
- 1 глава жълт лук, нарязан
- ½ чаша пилешки бульон с ниско съдържание на натрий
- ¼ чаша нискомаслена моцарела, настъргана

Упътвания:
1. Загрейте тиган с олиото на среден огън, добавете пилето и лука и запържете за 5 минути.
2. Добавете зеле и другите съставки с изключение на моцарелата, разбъркайте и гответе още 12 минути.
3. Поръсете сиренето отгоре, гответе сместа за 2-3 минути, разпределете в чинии и сервирайте за обяд.

Хранене:Калории 231, мазнини 6,5, фибри 2,7, въглехидрати 11,4, протеини 30,9

Салата от сьомга и рукола

Време за приготвяне: 10 минути
Време за приготвяне: 0 минути
Опции: 4

съставки:

- 6 унции консервирана сьомга, отцедена и нарязана на кубчета
- 1 супена лъжица балсамов оцет
- 1 супена лъжица зехтин
- 2 шалот, нарязани
- ½ чаша черни маслини, без костилки и наполовина
- 2 чаши бейби рукола
- Щипка черен пипер

Упътвания:

1. В купа смесете сьомгата с шалота и останалите съставки, разбъркайте и оставете в хладилника за 10 минути, преди да сервирате за обяд.

Хранене: калории 113, мазнини 8, фибри 0,7, въглехидрати 2,3, протеини 8,8

Салата със скариди и зеленчуци

Време за приготвяне: 5 минути
Време за приготвяне: 10 минути
Опции: 4

съставки:
- 1 супена лъжица зехтин
- 1 килограм скариди, почистени от черупките и жилките
- 1 супена лъжица песто от босилек
- 1 чаша бейби рукола
- 1 глава жълт лук, нарязан
- 1 краставица, нарязана
- 1 чаша моркови, настъргани
- 1 супена лъжица кориандър, нарязан

Упътвания:
1. Загрейте тиган с олио на среден огън, добавете лука и морковите, разбъркайте и гответе за 3 минути.
2. Добавете скаридите и останалите продукти, завийте, гответе още 7 минути, разпределете в купички и сервирайте.

Хранене: Калории 200, мазнини 5,6, фибри 1,8, въглехидрати 9,9, протеини 27

Пуйки и чушки

Време за приготвяне: 10 минути
Време за приготвяне: 3 минути
Услуги: 2

съставки:
- 2 пълнозърнести тортили
- 2 супени лъжици горчица
- 2 супени лъжици майонеза
- 1 пуешка гърда, без кожа, обезкостена и нарязана на ивици
- 1 супена лъжица зехтин
- 1 глава червен лук, наситнен
- 1 червена чушка, нарязана на лентички
- 1 зелена чушка, нарязана на ивици
- ¼ чаша нискомаслена моцарела, настъргана

Упътвания:
1. Загрейте тиган с олиото на среден огън, добавете месото и лука и запържете за 5 минути
2. Добавете чушките, разбъркайте и гответе още 10 минути.
3. Подредете тортилите върху плот, разпределете всяка от пуешката смес, намажете също с майонезата, горчицата и сиренето, завийте и сервирайте за обяд.

Хранене: калории 342, мазнини 11,6, фибри 7,7, въглехидрати 39,5, протеини 21,9

Супа от зелен боб

Време за приготвяне: 5 минути
Време за приготвяне: 25 минути
Опции: 4

Съставки:
- 2 чаени лъжички зехтин
- 2 скилидки чесън, смлени
- 1 килограм зелен фасул, подрязан и наполовина
- 1 глава жълт лук, нарязан
- 2 домата, нарязани на кубчета
- 1 чаена лъжичка сладък червен пипер
- 1 литър пилешки бульон с ниско съдържание на натрий
- 2 супени лъжици магданоз, наситнен

Упътвания:
1. Загрейте тенджера с олиото на средно силен огън, добавете чесъна и лука, разбъркайте и запържете за 5 минути.
2. Добавете зеления фасул и другите съставки с изключение на магданоза, разбъркайте, оставете да заври и гответе 20 минути.
3. Добавете магданоза, разбъркайте, разпределете супата в купички и сервирайте.

Хранене: Калории 87, мазнини 2,7, фибри 5,5, въглехидрати 14, протеини 4,1

Салата с авокадо, спанак и маслини

Време за приготвяне: 5 минути
Време за приготвяне: 0 минути
Опции: 4

съставки:
- 2 супени лъжици балсамов оцет
- 2 супени лъжици мента, нарязана
- Щипка черен пипер
- 1 авокадо, обелено, без костилки и нарязано
- 4 чаши бейби спанак
- 1 чаша черни маслини, без костилки и наполовина
- 1 краставица, нарязана
- 1 супена лъжица зехтин

Упътвания:
1. В купа за салата комбинирайте авокадото със спанака и останалите съставки, разбъркайте и сервирайте за обяд.

Хранене: Калории 192, мазнини 17,1, фибри 5,7, въглехидрати 10,6, протеини 2,7

Тиган с телешко и тиквички

Време за приготвяне: 5 минути
Време за приготвяне: 20 минути
Опции: 4

съставки:
- 1 килограм телешко, смляно
- ½ чаша жълт лук, нарязан
- 1 супена лъжица зехтин
- 1 чаша тиквички, нарязани на кубчета
- 2 скилидки чесън, смлени
- 14 унции консервирани домати, без добавена сол, нарязани
- 1 чаена лъжичка италианска подправка
- ¼ чаша нискомаслен пармезан, настърган
- 1 супена лъжица див лук, нарязан
- 1 супена лъжица кориандър, нарязан

Упътвания:
1. Загрейте тиган с олио на среден огън, добавете чесъна, лука и телешкото месо и запържете за 5 минути.
2. Добавете останалите съставки, разбъркайте, гответе още 15 минути, разпределете в купички и сервирайте за обяд.

Хранене: Калории 276, мазнини 11,3, фибри 1,9, въглехидрати 6,8, протеини 36

Смес от телешко и картофи с мащерка

Време за приготвяне: 10 минути
Време за приготвяне: 25 минути
Опции: 4

съставки:

- ½ фунт говеждо, смляно
- 3 супени лъжици зехтин
- 1 и ¾ паунда червени картофи, обелени и нарязани на едро
- 1 глава жълт лук, нарязан
- 2 супени лъжици мащерка, изсушена
- 1 чаша домати от консерва, без сол и нарязани
- Щипка черен пипер

Упътвания:

1. Загрейте тиган с олиото на среден огън, добавете лука и говеждото, разбъркайте и запържете за 5 минути.
2. Добавете картофите и останалите продукти, завийте, оставете да къкри, гответе още 20 минути, разпределете в купички и сервирайте за обяд.

Хранене: калории 216, мазнини 14,5, фибри 5,2, въглехидрати 40,7, протеини 22,2

Супа от свинско и моркови

Време за приготвяне: 10 минути
Време за приготвяне: 25 минути
Опции: 4

съставки:
- 1 супена лъжица зехтин
- 1 глава червен лук, наситнен
- 1 килограм свинско месо от яхния, нарязано на кубчета
- 1 литър телешки бульон с ниско съдържание на натрий
- 1 килограм моркови, нарязани
- 1 чаша доматено пюре
- 1 супена лъжица кориандър, нарязан

Упътвания:
1. Загрейте тенджера с олиото на средно силен огън, добавете лука и месото и запържете за 5 минути.
2. Добавете останалите съставки, с изключение на кориандъра, оставете да заври, намалете топлината до средна и гответе супата за 20 минути.
3. Разпределете в купички и сервирайте за обяд с кориандъра, поръсен отгоре.

Хранене: Калории 354, мазнини 14,6, фибри 4,6, въглехидрати 19,3, протеини 36

Салата със скариди и ягоди

Време за приготвяне: 5 минути
Време за приготвяне: 7 минути
Опции: 4

съставки:
- 1 чаша царевица
- 1 ендивия, нарязана
- 1 чаша бейби спанак
- 1 килограм скариди, почистени от черупките и жилките
- 2 скилидки чесън, смлени
- 1 супена лъжица сок от лайм
- 2 чаши ягоди, наполовина
- 2 супени лъжици зехтин
- 2 супени лъжици балсамов оцет
- 1 супена лъжица кориандър, нарязан

Упътвания:
1. Загрейте тиган с олиото на средно силен огън, добавете чесъна и запържете за 1 минута. Добавете скаридите и сока от лайм, разбъркайте и гответе за 3 минути от всяка страна.
2. В купа за салата комбинирайте скаридите с царевицата, ендивията и другите съставки, разбъркайте и сервирайте за обяд.

Хранене: Калории 260, мазнини 9,7, фибри 2,9, въглехидрати 16,5, протеини 28

Салата със скариди и зелен фасул

Време за приготвяне: 5 минути
Време за приготвяне: 10 минути
Опции: 4

съставки:
- 1 килограм зелен фасул, подрязан и наполовина
- 2 супени лъжици зехтин
- 2 килограма скариди, почистени от черупките и жилките
- 1 супена лъжица лимонов сок
- 2 чаши чери домати, наполовина
- ¼ чаша малинов оцет
- Щипка черен пипер

Упътвания:
1. Загрейте тиган с олиото на среден огън, добавете скаридите, хвърлете и гответе за 2 минути.
2. Добавете зеления фасул и останалите съставки, завийте, гответе още 8 минути, разпределете в купички и сервирайте за обяд.

Хранене: калории 385, мазнини 11,2, фибри 5, въглехидрати 15,3, протеини 54,5

Рибни такос

Време за приготвяне: 10 минути
Време за приготвяне: 10 минути
Услуги: 2

съставки:
- 4 пълнозърнести черупки тако
- 1 супена лъжица лека майонеза
- 1 супена лъжица салса
- 1 супена лъжица нискомаслена моцарела, настъргана
- 1 супена лъжица зехтин
- 1 глава червен лук, наситнен
- 1 супена лъжица кориандър, нарязан
- 2 филета от треска, обезкостени, без кожа и нарязани на кубчета
- 1 супена лъжица доматено пюре

Упътвания:
1. Загрейте тиган с олио на умерен огън, добавете лука, разбъркайте и гответе за 2 минути.
2. Добавете рибата и доматеното пюре, разбъркайте внимателно и гответе още 5 минути.
3. Изсипете това в черупките на такото, разделете майонезата, салсата и сиренето и сервирайте за обяд.

Хранене: калории 466, мазнини 14,5, фибри 8, въглехидрати 56,6, протеини 32,9

Сладкиши от тиквички

Време за приготвяне: 10 минути
Време за приготвяне: 10 минути
Опции: 4

съставки:
- 1 глава жълт лук, нарязан
- 2 тиквички, настъргани
- 2 супени лъжици бадемово брашно
- 1 яйце, разбито
- 1 скилидка чесън, смлян
- Щипка черен пипер
- 1/3 чаша морков, настърган
- 1/3 чаша нискомаслен чедър, настърган
- 1 супена лъжица кориандър, нарязан
- 1 чаена лъжичка лимонов сок, настърган
- 2 супени лъжици зехтин

Упътвания:
1. В купа смесете тиквичките с чесъна, лука и останалите съставки без олиото, разбъркайте добре и от тази смес оформете средно големи питки.
2. Загрейте тиган с олиото на средно силен огън, добавете сладките тиквички, запържете по 5 минути от всяка страна, разпределете в чинии и сервирайте с гарнитура от салата.

Хранене: калории 271, мазнини 8,7, фибри 4, въглехидрати 14,3, протеини 4,6

Яхния от нахут и домати

Време за приготвяне: 10 минути
Време за приготвяне: 20 минути
Опции: 4

съставки:
- 1 супена лъжица зехтин
- 1 глава жълт лук, нарязан
- 2 супени лъжици чили на прах
- 14 унции консервирано пиле, без добавена сол, отцедено и изплакнато
- 14 унции консервирани домати, без добавена сол, нарязани на кубчета
- 1 чаша пилешки бульон с ниско съдържание на натрий
- 1 супена лъжица кориандър, нарязан
- Щипка черен пипер

Упътвания:
1. Загрейте тенджера с олиото на средно силен огън, добавете лука и чилито на прах, разбъркайте и гответе 5 минути.
2. Добавете нахута и останалите съставки, разбъркайте, гответе 15 минути на умерен огън, разпределете в купички и сервирайте за обяд.

Хранене: Калории 299, мазнини 13,2, фибри 4,7, въглехидрати 17,2, протеини 8,1

Салата с пиле, домати и спанак

Време за приготвяне: 10 минути
Време за приготвяне: 0 минути
Опции: 4

съставки:

- 1 супена лъжица зехтин
- Щипка черен пипер
- 2 пилешки скара, без кожа, обезкостени, настъргани
- 1 килограм чери домати, наполовина
- 1 глава червен лук, наситнен
- 4 чаши бейби спанак
- ¼ чаша орехи, нарязани
- ½ чаена лъжичка лимонова кора, благодарна
- 2 супени лъжици лимонов сок

Упътвания:

1. В купа за салата комбинирайте пилето с домата и останалите съставки, разбъркайте и сервирайте за обяд.

Хранене: Калории 349, мазнини 8,3, фибри 5,6, въглехидрати 16,9, протеини 22,8

Купички за аспержи и чушки

Време за приготвяне: 10 минути
Време за приготвяне: 20 минути
Опции: 4

съставки:
- 3 скилидки чесън, смлени
- 2 супени лъжици зехтин
- 1 глава червен лук, наситнен
- 3 моркова, нарязани
- ½ чаша пилешки бульон с ниско съдържание на натрий
- 2 чаши бейби спанак
- 1 килограм аспержи, подрязани и наполовина
- 1 червена чушка, нарязана на лентички
- 1 жълта чушка, нарязана на лентички
- 1 зелена чушка, нарязана на ивици
- Щипка черен пипер

Упътвания:
1. Загрейте тиган с олио на умерен огън, добавете лука и чесъна, разбъркайте и запържете за 2 минути.
2. Добавете аспержите и останалите съставки с изключение на спанака, навийте на руло и гответе 15 минути.
3. Добавете спанака, гответе всичко още 3 минути, разпределете в купички и сервирайте за обяд.

Хранене:Калории 221, мазнини 11,2, фибри 3,4, въглехидрати 14,3, протеини 5,9

Гореща телешка яхния

Време за приготвяне: 10 минути
Време за хранене: 1 час и 20 минути

Опции: 4

съставки:
- 1 килограм говеждо месо, нарязано на кубчета
- 1 чаша доматен сос без добавена сол
- 1 чаша телешки бульон с ниско съдържание на натрий
- 1 супена лъжица зехтин
- 1 глава жълт лук, нарязан
- ¼ чаена лъжичка лют сос
- 1 чаена лъжичка лук на прах
- 1 чаена лъжичка чесън на прах
- 1 супена лъжица кориандър, нарязан

Упътвания:
1. Загрейте тенджера с олиото на средно силен огън, добавете месото и лука, разбъркайте и запържете за 5 минути.
2. Добавете доматения сос и останалите съставки, оставете да заври и гответе на умерен огън за 1 час и 15 минути.
3. Разпределете в купички и сервирайте за обяд.

Хранене: Калории 487, мазнини 15,3, фибри 5,8, въглехидрати 56,3, протеини 15

Свински пържоли с гъби

Време за приготвяне: 5 минути
Време за хранене: 8 часа и 10 минути

Опции: 4

съставки:
- 4 свински пържоли
- 1 супена лъжица зехтин
- 2 шалот, нарязани
- 1 килограм бели гъби, нарязани
- ½ чаша телешки бульон с ниско съдържание на натрий
- 1 супена лъжица розмарин, нарязан
- ¼ чаена лъжичка чесън на прах
- 1 чаена лъжичка сладък червен пипер

Упътвания:
1. Загрейте тиган с олиото на средно силен огън, добавете свинските пържоли и шалота, разбъркайте, запържете за 10 минути и прехвърлете в котлон за бавно готвене.
2. Добавете останалите съставки, похлупете и гответе на ниска температура за 8 часа.
3. Разпределете свинските пържоли и гъбите в чинии и сервирайте за обяд.

Хранене: Калории 349, мазнини 24, фибри 5,6, въглехидрати 46,3, протеин 17,5

Салата със скариди от кориандър

Време за приготвяне: 10 минути
Време за приготвяне: 8 минути
Опции: 4

съставки:
- 1 супена лъжица зехтин
- 1 глава червен лук, нарязан
- 1 килограм скариди, почистени от черупките и жилките
- 2 чаши бейби рукола
- 1 супена лъжица балсамов оцет
- 1 супена лъжица лимонов сок
- 1 супена лъжица кориандър, нарязан
- Щипка черен пипер

Упътвания:
1. Загрейте тиган с олио на среден огън, добавете лука, разбъркайте и запържете за 2 минути.
2. Добавете скаридите и останалите съставки, разбъркайте, гответе 6 минути, разпределете в купички и сервирайте за обяд.

Хранене: калории 341, мазнини 11,5, фибри 3,8, въглехидрати 17,3, протеини 14,3

Яхния от патладжан

Време за приготвяне: 5 минути
Време за приготвяне: 20 минути
Опции: 4

съставки:
- 1 килограм патладжани, грубо нарязани на кубчета
- 2 скилидки чесън, смлени
- 2 супени лъжици зехтин
- 1 глава жълт лук, нарязан
- 1 чаена лъжичка сладък червен пипер
- ½ чаша кориандър, нарязан
- 14 унции консервирани домати с ниско съдържание на натрий, нарязани
- 1 супена лъжица кориандър, нарязан

Упътвания:
1. Загрейте тиган с олиото на средно силен огън, добавете лука и чесъна и запържете за 2 минути.
2. Добавете патладжана и другите съставки, с изключение на кориандъра, оставете да заври и гответе 18 минути.
3. Разпределете в купички и сервирайте с кориандъра, поръсен отгоре.

Хранене: калории 343, мазнини 12,3, фибри 3,7, въглехидрати 16,56, протеини 7,2

Смес от телешко и грах

Време за приготвяне: 10 минути
Време за готвене: 30 минути
Опции: 4

съставки:

- 1 и ¼ чаши телешки бульон с ниско съдържание на натрий
- 1 глава жълт лук, нарязан
- 1 супена лъжица зехтин
- 2 чаши грах
- 1 килограм говеждо месо, нарязано на кубчета
- 1 чаша домати от консерва, без сол и нарязани
- 1 чаша лук, нарязан
- ¼ чаша магданоз, нарязан
- Черен пипер на вкус

Упътвания:

1. Загрейте тенджера с олиото на средно силен огън, добавете лука и месото и запържете за 5 минути.
2. Добавете граха и останалите съставки, разбъркайте, оставете да заври и гответе на умерен огън още 25 минути.
3. Разпределете сместа в купички и сервирайте за обяд.

Хранене: калории 487, мазнини 15,4, фибри 4,6, въглехидрати 44,6, протеини 17,8

Пуешка яхния

Време за приготвяне: 5 минути
Време за готвене: 30 минути
Опции: 4

съставки:

- 2 супени лъжици зехтин
- 1 пуешки гърди, без кожа, обезкостени и нарязани на кубчета
- 1 чаша телешки бульон с ниско съдържание на натрий
- 1 чаша доматено пюре
- ¼ чаена лъжичка кора от лайм, настъргана
- 1 глава жълт лук, нарязан
- 1 супена лъжица сладък червен пипер
- 1 супена лъжица кориандър, нарязан
- 2 супени лъжици сок от лайм
- ¼ чаена лъжичка джинджифил, настърган

Упътвания:

1. Загрейте тенджера с олиото на средно силен огън, добавете лука и месото и запържете за 5 минути.
2. Добавете бульона и останалите съставки, оставете да заври и гответе на умерен огън 25 минути.
3. Разпределете сместа в купички и сервирайте за обяд.

Хранене: Калории 150, мазнини 8,1, фибри 2,7, въглехидрати 12, протеини 9,5

Телешка салата

Време за приготвяне: 10 минути
Време за готвене: 30 минути
Опции: 4

съставки:

- 1 килограм телешко задушено месо, нарязано на ивици
- 1 супена лъжица градински чай, нарязан
- 1 супена лъжица зехтин
- Щипка черен пипер
- ½ чаена лъжичка кимион, смлян
- 2 чаши чери домати, нарязани на кубчета
- 1 авокадо, обелено, без костилки и нарязано на кубчета
- 1 чаша консервиран черен боб, без добавена сол, отцеден и изплакнат
- ½ чаша зелен лук, нарязан
- 2 супени лъжици сок от лайм
- 2 супени лъжици балсамов оцет
- 2 супени лъжици кориандър, нарязан

Упътвания:

1. Загрейте тиган с олио на среден огън, добавете месото и запържете за 5 минути.
2. Добавете салвията, черния пипер и кимиона, разбъркайте и гответе още 5 минути.

3. Добавете останалите съставки, разбъркайте, намалете котлона до среден и гответе сместа за 20 минути.
4. Разпределете салатата в купички и сервирайте за обяд.

Хранене: калории 536, мазнини 21,4, фибри 12,5, въглехидрати 40,4, протеини 47

Яхния от тиква

Време за приготвяне: 10 минути
Време за приготвяне: 20 минути
Опции: 4

съставки:
- 1 килограм тиква, обелена и грубо нарязана на кубчета
- 1 чаша пилешки бульон с ниско съдържание на натрий
- 1 чаша домати от консерва, без сол, натрошени
- 1 супена лъжица зехтин
- 1 глава червен лук, наситнен
- 2 портокалови сладки чушки, нарязани
- ½ чаша киноа
- ½ супена лъжица див лук, нарязан

Упътвания:
1. Загрейте тенджера с олиото на умерен огън, добавете лука, разбъркайте и запържете за 2 минути.
2. Добавете тиквата и останалите съставки, оставете да заври и гответе 15 минути.
3. Разбъркайте яхнията, разпределете в купички и поднесете за обяд.

Хранене: Калории 166, мазнини 5,3, фибри 4,7, въглехидрати 26,3, протеини 5,9

Смес от зеле и телешко месо

Време за приготвяне: 10 минути
Време за приготвяне: 20 минути
Опции: 4

съставки:
- 1 глава зелено зеле, настъргано
- ¼ чаша телешки бульон с ниско съдържание на натрий
- 2 домата, нарязани на кубчета
- 2 глави жълт лук, наситнени
- ¾ чаша червени чушки, нарязани на кубчета
- 1 супена лъжица зехтин
- 1 килограм телешко, смляно
- ¼ чаша кориандър, нарязан
- ¼ чаша зелен лук, нарязан
- ¼ чаена лъжичка червен пипер, смлян

Упътвания:
1. Загрейте тиган с олиото на умерен огън, добавете месото и лука, разбъркайте и запържете за 5 минути.
2. Добавете зелето и останалите съставки, разбъркайте, гответе 15 минути, разпределете в купички и сервирайте за обяд.

Хранене: Калории 328, мазнини 11, фибри 6,9, въглехидрати 20,1, протеини 38,3

Яхния от свинско и зелен фасул

Време за приготвяне: 5 минути
Време за хранене: 8 часа и 10 минути

Опции: 4

съставки:

- 1 килограм свинско месо от яхния, нарязано на кубчета
- 1 супена лъжица зехтин
- ½ килограм зелен фасул, подрязан и наполовина
- 2 глави жълт лук, наситнени
- 2 скилидки чесън, смлени
- 2 чаши телешки бульон с ниско съдържание на натрий
- 8 унции доматен сос
- Щипка черен пипер
- Щипка черен пипер, смлян
- 1 супена лъжица розмарин, нарязан

Упътвания:

1. Загрейте тиган с олиото на среден огън, добавете месото, чесъна и лука, разбъркайте и запържете за 10 минути.
2. Прехвърлете това в тенджера за бавно готвене, добавете и останалите съставки, похлупете и гответе на ниска температура за 8 часа.
3. Разпределете яхнията в купички и сервирайте.

Хранене:Калории 334, мазнини 14,8, фибри 4,4, въглехидрати 13,3, протеини 36,7

Крем супа от тиквички

Време за приготвяне: 10 минути
Време за приготвяне: 20 минути
Опции: 4

съставки:
- 1 супена лъжица зехтин
- 1 глава жълт лук, нарязан
- 1 чаена лъжичка джинджифил, настърган
- 1 килограм тиквички, нарязани
- 32 унции пилешки бульон с ниско съдържание на натрий
- 1 чаша кокосова сметана
- 1 супена лъжица копър, нарязан

Упътвания:
1. Загрейте тенджера с олиото на среден огън, добавете лука и джинджифила, разбъркайте и гответе за 5 минути.
2. Добавете тиквичките и останалите съставки, оставете да заври и гответе на умерен огън 15 минути.
3. Пасирайте с потопяем блендер, разпределете в купички и сервирайте.

Хранене: калории 293, мазнини 12,3, фибри 2,7, въглехидрати 11,2, протеини 6,4

Салата от скариди и грозде

Време за приготвяне: 5 минути
Време за приготвяне: 0 минути
Опции: 4

съставки:
- 2 супени лъжици нискомаслена майонеза
- 2 супени лъжици чили на прах
- Щипка черен пипер
- 1 килограм скариди, сварени, обелени и без жилки
- 1 чаша червено грозде, наполовина
- ½ чаша лук, нарязан
- ¼ чаша орехи, нарязани
- 1 супена лъжица кориандър, нарязан

Упътвания:
1. В купа за салата комбинирайте скаридите с чилито на прах и другите съставки, разбъркайте и сервирайте за обяд.

Хранене: калории 298, мазнини 12,3, фибри 2,6, въглехидрати 16,2, протеини 7,8

Крем с куркума и моркови

Време за приготвяне: 5 минути
Време за приготвяне: 25 минути
Опции: 4

съставки:
- 2 супени лъжици зехтин
- 1 глава жълт лук, нарязан
- 1 килограм моркови, обелени и нарязани
- 1 чаена лъжичка куркума на прах
- 4 стръка целина, нарязани
- 5 чаши пилешки бульон с ниско съдържание на натрий
- Щипка черен пипер
- 1 супена лъжица кориандър, нарязан

Упътвания:
1. Загрейте тенджера с олиото на умерен огън, добавете лука, разбъркайте и запържете за 2 минути.
2. Добавете морковите и останалите съставки, оставете да заври и гответе на умерен огън 20 минути.
3. Пюрирайте супата с потапящ се блендер, разпределяйте с лъжица в купички и сервирайте.

Хранене: Калории 221, мазнини 9,6, фибри 4,7, въглехидрати 16, протеини 4,8

Супа от телешко и черен боб

Време за приготвяне: 10 минути
Време за хранене: 1 час и 40 минути

Опции: 4

съставки:

- 1 чаша консерва черен боб, без добавена сол и отцеден
- 7 чаши телешки бульон с ниско съдържание на натрий
- 1 зелена чушка, нарязана
- 1 супена лъжица зехтин
- 1 килограм говеждо месо, нарязано на кубчета
- 1 глава жълт лук, нарязан
- 3 скилидки чесън, смлени
- 1 люта чушка, нарязана
- 1 картоф, нарязан на кубчета
- Щипка черен пипер
- 1 супена лъжица кориандър, нарязан

Упътвания:

1. Загрейте тенджера с олиото на умерен огън, добавете лука, чесъна и месото и запържете за 5 минути.
2. Добавете боба и останалите съставки с изключение на кориандъра, оставете да заври и гответе на среден огън за 1 час и 35 минути.
3. Добавете кориандъра, разлейте супата в купички и сервирайте.

Хранене:Калории 421, мазнини 17,3, фибри 3,8, въглехидрати 18,8, протеини 23,5

Купички със сьомга и скариди

Време за приготвяне: 10 минути
Време за приготвяне: 13 минути
Опции: 4

съставки:

- ½ фунта пушена сьомга, обезкостена, без кожа и нарязана на кубчета
- ½ килограма скариди, почистени от черупките и без жилки
- 1 супена лъжица зехтин
- 1 глава червен лук, наситнен
- ¼ чаша домати, нарязани на кубчета
- ½ чаша лека салса
- 2 супени лъжици кориандър, нарязан

Упътвания:

1. Загрейте тиган с олиото на средно силен огън, добавете сьомгата, разбъркайте и гответе за 5 минути.
2. Добавете лука, скаридите и останалите съставки, гответе още 7 минути, разпределете в купички и сервирайте.

Хранене: Калории 251, мазнини 11,4, фибри 3,7, въглехидрати 12,3, протеини 7,1

Пиле и чеснов сос

Време за приготвяне: 5 минути
Време за приготвяне: 20 минути
Опции: 4

съставки:
- 1 супена лъжица зехтин
- 1 глава жълт лук, нарязан
- Щипка черен пипер
- 1 килограм пилешки гърди, без кожа, обезкостени и нарязани на кубчета
- 4 скилидки чесън, смлени
- 1 чаша пилешки бульон с ниско съдържание на натрий
- 2 чаши кокосова сметана
- 1 супена лъжица босилек, нарязан
- 1 супена лъжица див лук, нарязан

Упътвания:
1. Загрейте тиган с олиото на средно силен огън, добавете чесъна, лука и месото, разбъркайте и запържете за 5 минути.
2. Добавете бульона и останалите съставки, оставете да заври и гответе на умерен огън 15 минути.
3. Разпределете сместа между чиниите и сервирайте.

Хранене: калории 451, мазнини 16,6, фибри 9, въглехидрати 34,4, протеини 34,5

Яхния с пиле и патладжан с куркума

Време за приготвяне: 5 минути
Време за приготвяне: 20 минути
Опции: 4

Съставки:

- 1 килограм пилешки гърди, без кожа, обезкостени и нарязани на кубчета
- 2 шалот, нарязани
- 1 супена лъжица зехтин
- 1 патладжан, нарязан на кубчета
- 1 чаша домати от консерва, без сол и натрошени
- 1 супена лъжица сок от лайм
- Щипка черен пипер
- ¼ чаена лъжичка джинджифил, смлян
- 1 супена лъжица кориандър, нарязан

Упътвания:

1. Загрейте тенджера с олиото на среден огън, добавете шалота и пилето и запържете за 5 минути.
2. Добавете останалите съставки, оставете да заври и гответе на умерен огън още 15 минути.
3. Разпределете в купички и сервирайте за обяд.

Хранене: калории 441, мазнини 14,6, фибри 4,9, въглехидрати 44,4, протеини 16,9

Смес от пиле и ендивия

Време за приготвяне: 5 минути
Време за приготвяне: 20 минути
Опции: 4

съставки:
- 1 килограм пилешки бутчета, обезкостени, без кожа и нарязани на кубчета
- 2 ендивия, нарязани
- 1 чаша пилешки бульон с ниско съдържание на натрий
- 1 супена лъжица зехтин
- 1 глава жълт лук, нарязан
- 1 морков, нарязан
- 2 скилидки чесън, смлени
- 8 унции консервирани домати, без добавена сол, нарязани
- 1 супена лъжица див лук, нарязан

Упътвания:
1. Загрейте тиган с олиото на средно силен огън, добавете лука и чесъна и запържете за 5 минути.
2. Добавете пилето и запържете за още 5 минути.
3. Добавете останалите съставки, оставете да заври, гответе още 10 минути, разпределете в чинии и сервирайте.

Хранене: Калории 411, мазнини 16,7, фибри 5,9, въглехидрати 54,5, протеини 24

Пуешка супа

Време за приготвяне: 10 минути
Време за приготвяне: 40 минути
Опции: 4

съставки:
- 1 пуешки гърди, без кожа, без кости, нарязани на кубчета
- 1 супена лъжица доматен сос, без сол
- 1 супена лъжица зехтин
- 2 глави жълт лук, наситнени
- 1 литър пилешки бульон с ниско съдържание на натрий
- 1 супена лъжица риган, нарязан
- 2 моркова, нарязани
- 3 скилидки чесън, смлени
- Щипка черен пипер

Упътвания:
1. Загрейте тенджера с олиото на среден огън, добавете лука и чесъна и запържете за 5 минути.
2. Добавете месото и го запържете за още 5 минути.
3. Добавете останалите съставки, оставете да заври и гответе на умерен огън 30 минути.
4. Разпределете супата в купички и сервирайте.

Хранене: Калории 321, мазнини 14,5, фибри 11,3, въглехидрати 33,7, протеини 16

Смес от пиле и леща

Време за приготвяне: 10 минути
Време за приготвяне: 25 минути
Опции: 4

съставки:

- 1 чаша домати от консерва, без добавена сол, нарязани
- Черен пипер на вкус
- 1 супена лъжица паста от чипотле
- 1 килограм пилешки гърди, без кожа, обезкостени и нарязани на кубчета
- 2 чаши консервирана леща, без добавена сол, отцедена и изплакната
- ½ супена лъжица зехтин
- 1 глава жълт лук, нарязан
- 2 супени лъжици кориандър, нарязан

Упътвания:

1. Загрейте тиган с олиото на среден огън, добавете лука и пастата от чипотле, разбъркайте и запържете за 5 минути.
2. Добавете пилето, разбъркайте и запържете за 5 минути.
3. Добавете останалите продукти, разбъркайте, гответе всичко за 15 минути, разпределете в купички и сервирайте.

Хранене: калории 369, мазнини 17,6, фибри 9, въглехидрати 44,8, протеини 23,5

Пилешко и карфиол

Време за приготвяне: 5 минути
Време за приготвяне: 25 минути
Опции: 4

съставки:
- 1 килограм пилешки гърди, без кожа, обезкостени и нарязани на кубчета
- 2 чаши цветчета карфиол
- 1 супена лъжица зехтин
- 1 глава червен лук, наситнен
- 1 супена лъжица балсамов оцет
- ½ клонка червена чушка, нарязана
- Щипка черен пипер
- 2 скилидки чесън, смлени
- ½ чаша пилешки бульон с ниско съдържание на натрий
- 1 чаша домати от консерва, без добавена сол, нарязани

Упътвания:
1. Загрейте тиган с олиото на среден огън, добавете лука, чесъна и месото и запържете за 5 минути.
2. Добавете останалите съставки, разбъркайте и гответе на среден огън за 20 минути.
3. Разпределете всичко в купички и сервирайте за обяд.

Хранене: Калории 366, мазнини 12, фибри 5,6, въглехидрати 44,3, протеини 23,7

Супа от домати и моркови с босилек

Време за приготвяне: 10 минути
Време за приготвяне: 20 минути
Опции: 4

съставки:
- 3 скилидки чесън, смлени
- 1 глава жълт лук, нарязан
- 3 моркова, сняг
- 1 супена лъжица зехтин
- 20 унции печени домати, без добавена сол
- 2 чаши зеленчуков бульон с ниско съдържание на натрий
- 1 супена лъжица босилек, изсушен
- 1 чаша кокосова сметана
- Щипка черен пипер

Упътвания:
1. Загрейте тенджера с олиото на умерен огън, добавете лука и чесъна и запържете за 5 минути.
2. Добавете останалите продукти, разбъркайте, оставете да заври, варете 15 минути, пасирайте супата с потапящ се пасатор, разпределете в купички и сервирайте за обяд.

Хранене: Калории 244, мазнини 17,8, фибри 4,7, въглехидрати 18,6, протеини 3,8

Свинско със сладки картофи

Време за приготвяне: 10 минути
Време за готвене: 30 минути
Опции: 4

съставки:

- 4 свински пържоли, обезкостени
- 1 килограм сладки картофи, обелени и нарязани на парчета
- 1 супена лъжица зехтин
- 1 чаша зеленчуков бульон с ниско съдържание на натрий
- Щипка черен пипер
- 1 чаена лъжичка риган, изсушен
- 1 чаена лъжичка розмарин, изсушен
- 1 чаена лъжичка босилек, изсушен

Упътвания:

1. Загрейте тиган с олиото на средно силен огън, добавете свинските пържоли и ги запечете за 4 минути от всяка страна.
2. Добавете сладките картофи и останалите съставки, похлупете и гответе на умерен огън още 20 минути, като разбърквате от време на време.
3. Разпределете всичко в чиниите и сервирайте.

Хранене: калории 424, мазнини 23,7, фибри 5,1, въглехидрати 32,3, протеини 19,9

Супа от пъстърва и моркови

Време за приготвяне: 10 минути
Време за приготвяне: 25 минути
Опции: 4

съставки:

- 1 глава жълт лук, нарязан
- 12 чаши рибен бульон с ниско съдържание на натрий
- 1 килограм моркови, нарязани
- 1 килограм филета от пъстърва, обезкостени, без кожа и нарязани на кубчета
- 1 супена лъжица сладък червен пипер
- 1 чаша домати, нарязани на кубчета
- 1 супена лъжица зехтин
- Черен пипер на вкус

Упътвания:

1. Загрейте тенджера с олиото на среден огън, добавете лука, разбъркайте и запържете за 5 минути.
2. Добавете рибата, морковите и останалите продукти, оставете да заври и гответе на умерен огън 20 минути.
3. Разпределете супата в купички и сервирайте.

Хранене: Калории 361, мазнини 13,4, фибри 4,6, въглехидрати 164, протеини 44,1

Пуйка и яхния от копър

Време за приготвяне: 10 минути
Време за приготвяне: 45 минути
Опции: 4

съставки:

- 1 пуешки гърди, без кожа, обезкостени и нарязани на кубчета
- 2 луковици копър, нарязани
- 1 супена лъжица зехтин
- 2 дафинови листа
- 1 глава жълт лук, нарязан
- 1 чаша домати от консерва, без сол
- 2 телешки бульон с ниско съдържание на натрий
- 3 скилидки чесън, наситнени
- Черен пипер на вкус

Упътвания:

1. Загрейте тиган с олио на среден огън, добавете лука и месото и запържете за 5 минути.
2. Добавете копъра и останалите съставки, оставете да заври и гответе на умерен огън 40 минути, като разбърквате от време на време.
3. Разпределете яхнията в купички и сервирайте.

Хранене: калории 371, мазнини 12,8, фибри 5,3, въглехидрати 16,7, протеини 11,9

Супа от патладжани

Време за приготвяне: 10 минути
Време за готвене: 30 минути
Опции: 4

съставки:

- 2 големи патладжана, нарязани на груби кубчета
- 1 литър зеленчуков бульон с ниско съдържание на натрий
- 2 супени лъжици доматено пюре без добавена сол
- 1 глава червен лук, наситнен
- 1 супена лъжица зехтин
- 1 супена лъжица кориандър, нарязан
- Щипка черен пипер

Упътвания:

1. Загрейте тенджера с олиото на среден огън, добавете лука, разбъркайте и запържете за 5 минути.
2. Добавете картофите и останалите съставки, оставете да къкри на умерен огън, гответе 25 минути, разпределете в купички и сервирайте.

Хранене: калории 335, мазнини 14,4, фибри 5, въглехидрати 16,1, протеини 8,4

Крем от сладки картофи

Време за приготвяне: 10 минути
Време за приготвяне: 25 минути
Опции: 4

съставки:
- 4 чаши зеленчуков бульон
- 2 супени лъжици масло от авокадо
- 2 сладки картофа, почистени и нарязани на кубчета
- 2 глави жълт лук, наситнени
- 2 скилидки чесън, смлени
- 1 чаша кокосово мляко
- Щипка черен пипер
- ½ чаена лъжичка босилек, нарязан

Упътвания:
1. Загрейте тенджера с олиото на умерен огън, добавете лука и чесъна, разбъркайте и запържете за 5 минути.
2. Добавете сладките картофи и останалите съставки, оставете да заври и гответе на умерен огън 20 минути.
3. Пригответе супата с потапящ се блендер, лъжица в купички и сервирайте за обяд.

Хранене: калории 303, мазнини 14,4, фибри 4, въглехидрати 9,8, протеини 4,5

Супа с пиле и гъби

Време за приготвяне: 10 минути
Време за готвене: 30 минути
Опции: 4

съставки:

- 1 литър зеленчуков бульон с ниско съдържание на натрий
- 1 супена лъжица джинджифил, благодарен
- 1 глава жълт лук, нарязан
- 1 супена лъжица зехтин
- 1 килограм пилешки гърди, без кожа, обезкостени и нарязани на кубчета
- ½ килограм бели гъби, нарязани
- 4 тайландски чили, нарязани
- ¼ чаша сок от лайм
- ¼ чаша кориандър, нарязан
- Щипка черен пипер

Упътвания:

1. Загрейте тенджера с олиото на среден огън, добавете лука, джинджифила, лютите чушки и месото, разбъркайте и запържете за 5 минути.
2. Добавете гъбите, разбъркайте и гответе още 5 минути.
3. Добавете останалите съставки, оставете да заври и гответе на умерен огън още 20 минути.
4. Разпределете супата в купички и сервирайте веднага.

Хранене:Калории 226, мазнини 8,4, фибри 3,3, въглехидрати 13,6, протеини 28,2

Тиган със сьомга с лайм

Време за приготвяне: 10 минути
Време за приготвяне: 20 минути
Опции: 4

съставки:
- 4 филета от сьомга без кости
- 3 скилидки чесън, смлени
- 1 глава жълт лук, нарязан
- Черен пипер на вкус
- 2 супени лъжици зехтин
- Сок от 1 лайм
- 1 супена лъжица кора от лайм, благодарна
- 1 супена лъжица мащерка, нарязана

Упътвания:
1. Загрейте тиган с олиото на средно силен огън, добавете лука и чесъна, разбъркайте и запържете за 5 минути.
2. Добавете рибата и я гответе по 3 минути от всяка страна.
3. Добавете останалите съставки, гответе всичко още 10 минути, разпределете в чинии и сервирайте за обяд.

Хранене:Калории 315, мазнини 18,1, фибри 1,1, въглехидрати 4,9, протеини 35,1

Картофена салата

Време за приготвяне: 10 минути
Време за приготвяне: 20 минути
Опции: 4

съставки:
- 2 домата, нарязани
- 2 авокадо, без костилки и нарязани
- 2 чаши бейби спанак
- 2 глави лук, нарязани
- 1 килограм златни картофи, сварени, обелени и нарязани на кубчета
- 1 супена лъжица зехтин
- 1 супена лъжица лимонов сок
- 1 глава жълт лук, нарязан
- 2 скилидки чесън, смлени
- Черен пипер на вкус
- 1 връзка кориандър, нарязан

Упътвания:
1. Загрейте тиган с олиото на средно силен огън, добавете лука, лука и чесъна, разбъркайте и запържете за 5 минути.
2. Добавете картофите, разбъркайте внимателно и гответе още 5 минути.
3. Добавете останалите съставки, разбъркайте, гответе на умерен огън още 10 минути, разпределете в купички и сервирайте за обяд.

Хранене: калории 342, мазнини 23,4, фибри 11,7, въглехидрати 33,5, протеини 5

Тиган с телешка кайма и домати

Време за приготвяне: 10 минути
Време за приготвяне: 20 минути
Опции: 4

съставки:

- 1 килограм телешко, смляно
- 1 глава червен лук, наситнен
- 1 супена лъжица зехтин
- 1 чаша чери домати, наполовина
- ½ червена чушка, нарязана на кубчета
- Черен пипер на вкус
- 1 супена лъжица див лук, нарязан
- 1 супена лъжица розмарин, нарязан
- 3 супени лъжици телешки бульон с ниско съдържание на натрий

Упътвания:

1. Загрейте тиган с олиото на умерен огън, добавете лука и чушката, разбъркайте и запържете за 5 минути.
2. Добавете месото, разбъркайте и го запържете за още 5 минути.
3. Добавете останалите продукти, разбъркайте, гответе 10 минути, разпределете в купички и сервирайте за обяд.

Хранене: калории 320, мазнини 11,3, фибри 4,4, въглехидрати 18,4, протеини 9

Салата със скариди и авокадо

Време за приготвяне: 5 минути
Време за приготвяне: 0 минути
Опции: 4

съставки:
- 1 портокал, обелен и нарязан на резенчета
- 1 килограм скариди, сварени, обелени и без жилки
- 2 чаши бейби рукола
- 1 авокадо, без костилки, обелено и нарязано на кубчета
- 2 супени лъжици зехтин
- 2 супени лъжици балсамов оцет
- Сок от ½ портокал
- Сол и черен пипер

Упътвания:
1. В купа за салата комбинирайте скаридите с портокалите и другите съставки, разбъркайте и сервирайте за обяд.

Хранене: Калории 300, мазнини 5,2, фибри 2, въглехидрати 11,4, протеини 6,7

Крем от броколи

Време за приготвяне: 10 минути
Време за приготвяне: 40 минути
Опции: 4

съставки:
- 2 килограма цветчета броколи
- 1 глава жълт лук, нарязан
- 1 супена лъжица зехтин
- Черен пипер на вкус
- 2 скилидки чесън, смлени
- 3 чаши телешки бульон с ниско съдържание на натрий
- 1 чаша кокосово мляко
- 2 супени лъжици кориандър, нарязан

Упътвания:
1. Загрейте тенджера с олиото на умерен огън, добавете лука и чесъна, разбъркайте и запържете за 5 минути.
2. Добавете броколите и останалите съставки, с изключение на кокосовото мляко, оставете да заври и гответе на умерен огън още 35 минути.
3. Пасирайте супата с потапящ се блендер, добавете кокосовото мляко, разбийте отново, разпределете в купички и сервирайте.

Хранене: Калории 330, мазнини 11,2, фибри 9,1, въглехидрати 16,4, протеини 9,7

Зелева чорба

Време за приготвяне: 10 минути
Време за приготвяне: 40 минути
Опции: 4

съставки:
- 1 голяма глава зелено зеле, нарязана на ситно
- 1 глава жълт лук, нарязан
- 1 супена лъжица зехтин
- Черен пипер на вкус
- 1 праз, нарязан
- 2 чаши консервирани домати с ниско съдържание на натрий
- 4 чаши пилешки бульон с ниско съдържание на натрий
- 1 супена лъжица кориандър, нарязан

Упътвания:
1. Загрейте тенджера с олиото на умерен огън, добавете лука и праза, разбъркайте и гответе 5 минути.
2. Добавете зелето и останалите съставки с изключение на кориандъра, оставете да заври и гответе на среден огън за 35 минути.
3. Разпределете супата в купички, поръсете кориандъра отгоре и сервирайте.

Хранене: калории 340, мазнини 11,7, фибри 6, въглехидрати 25,8, протеини 11,8

Супа от целина и карфиол

Време за приготвяне: 10 минути
Време за приготвяне: 40 минути
Опции: 4

съставки:

- 2 килограма цветчета карфиол
- 1 глава червен лук, наситнен
- 1 супена лъжица зехтин
- 1 чаша доматено пюре
- Черен пипер на вкус
- 1 чаша целина, нарязана
- 6 чаши пилешки бульон с ниско съдържание на натрий
- 1 супена лъжица копър, нарязан

Упътвания:

4. Загрейте тенджера с олиото на средно силен огън, добавете лука и целината, разбъркайте и запържете за 5 минути.
5. Добавете карфиола и останалите съставки, оставете да заври и гответе на умерен огън още 35 минути.
6. Разпределете супата в купички и сервирайте.

Хранене: калории 135, мазнини 4, фибри 8, въглехидрати 21,4, протеини 7,7

Супа от свинско и праз

Време за приготвяне: 10 минути
Време за приготвяне: 40 минути
Опции: 4

съставки:

- 1 килограм свинско месо от яхния, нарязано на кубчета
- Черен пипер на вкус
- 5 праза, сняг
- 1 глава жълт лук, нарязан
- 2 супени лъжици зехтин
- 1 супена лъжица магданоз, наситнен
- 6 чаши телешки бульон с ниско съдържание на натрий

Упътвания:

4. Загрейте тенджера с олиото на среден огън, добавете лука и праза, разбъркайте и запържете за 5 минути.
5. Добавете месото, разбъркайте и запържете за още 5 минути.
6. Добавете останалите съставки, оставете да заври и гответе на умерен огън 30 минути.
7. Разпределете супата в купички и сервирайте.

Хранене: Калории 395, мазнини 18,3, фибри 2,6, въглехидрати 18,4, протеини 38,2

Салата от ментови скариди и броколи

Време за приготвяне: 5 минути
Време за приготвяне: 20 минути
Опции: 4

съставки:
- 1/3 чаша зеленчуков бульон с ниско съдържание на натрий
- 2 супени лъжици зехтин
- 2 чаши цветчета броколи
- 1 килограм скариди, почистени от черупките и жилките
- Черен пипер на вкус
- 1 глава жълт лук, нарязан
- 4 чери домата, разполовени
- 2 скилидки чесън, смлени
- Сок от ½ лимон
- ½ чаша маслини каламата, без костилки и нарязани на две
- 1 супена лъжица мента, нарязана

Упътвания:
1. Загрейте тиган с олиото на среден огън, добавете лука и чесъна, разбъркайте и запържете за 3 минути.
2. Добавете скаридите, разбъркайте и гответе още 2 минути.

3. Добавете броколите и останалите съставки, разбъркайте, гответе всичко за 10 минути, разпределете в купички и сервирайте за обяд.

Хранене:Калории 270, мазнини 11,3, фибри 4,1, въглехидрати 14,3, протеини 28,9

Супа от скариди и треска

Време за приготвяне: 10 минути
Време за приготвяне: 20 минути
Опции: 4

съставки:

- 1 литър пилешки бульон с ниско съдържание на натрий
- ½ килограма скариди, почистени от черупките и без жилки
- ½ фунт филета от треска, обезкостени, без кожа и нарязани на кубчета
- 2 супени лъжици зехтин
- 2 супени лъжици чили на прах
- 1 чаена лъжичка сладък червен пипер
- 2 шалот, нарязани
- Щипка черен пипер
- 1 супена лъжица копър, нарязан

Упътвания:

1. Загрейте тенджера с олиото на среден огън, добавете шалота, разбъркайте и запържете за 5 минути.
2. Добавете скаридите и треската и гответе още 5 минути.
3. Добавете останалите съставки, оставете да заври и гответе на среден огън за 10 минути.
4. Разпределете супата в купички и сервирайте.

Хранене:калории 189, мазнини 8,8, фибри 0,8, въглехидрати 3,2, протеини 24,6

Смесете скаридите и зеления лук

Време за приготвяне: 10 минути
Време за приготвяне: 10 минути
Опции: 4

съставки:

- 2 килограма скариди, почистени от черупките и жилките
- 1 чаша чери домати, наполовина
- 1 супена лъжица зехтин
- 4 глави зелен лук, нарязан
- 1 супена лъжица балсамов оцет
- 1 супена лъжица див лук, нарязан

Упътвания:

1. Загрейте тиган с олиото на среден огън, добавете лука и чери доматите, разбъркайте и запържете за 4 минути.
2. Добавете скаридите и останалите съставки, гответе още 6 минути, разпределете в чинии и сервирайте.

Хранене: калории 313, мазнини 7,5, фибри 1, въглехидрати 6,4, протеини 52,4

Спаначена яхния

Време за приготвяне: 10 минути
Време за приготвяне: 15 минути
Опции: 4

съставки:
- 1 супена лъжица зехтин
- 1 чаена лъжичка джинджифил, настърган
- 2 скилидки чесън, смлени
- 1 глава жълт лук, нарязан
- 2 домата, нарязани
- 1 чаша домати от консерва, без сол
- 1 чаена лъжичка кимион, смлян
- Щипка черен пипер
- 1 чаша зеленчуков бульон с ниско съдържание на натрий
- 2 килограма листа спанак

Упътвания:
1. Загрейте тенджера с олиото на умерен огън, добавете джинджифила, чесъна и лука, разбъркайте и запържете за 5 минути.
2. Добавете доматите, доматите от консерва и останалите съставки, разбъркайте внимателно, оставете да заври и гответе още 10 минути.
3. Разпределете яхнията в купички и сервирайте.

Хранене: калории 123, мазнини 4,8, фибри 7,3, въглехидрати 17, протеини 8,2

Смес от карфиол с кари

Време за приготвяне: 10 минути
Време за приготвяне: 25 минути
Опции: 4

съставки:
- 1 глава червен лук, наситнен
- 1 супена лъжица зехтин
- 2 скилидки чесън, смлени
- 1 червена чушка, нарязана на кубчета
- 1 зелена чушка, нарязана
- 1 супена лъжица сок от лайм
- 1 килограм цветчета карфиол
- 14 унции консервирани домати, нарязани
- 2 супени лъжици кари на прах
- Щипка черен пипер
- 2 чаши кокосова сметана
- 1 супена лъжица кориандър, нарязан

Упътвания:
1. Загрейте тенджера с олиото на среден огън, добавете лука и чесъна, разбъркайте и гответе за 5 минути.
2. Добавете чушките и останалите съставки, оставете всичко да заври и гответе на умерен огън 20 минути.
3. Разпределете всичко в купички и сервирайте.

Хранене: Калории 270, мазнини 7,7, фибри 5,4, въглехидрати 12,9, протеини 7

Яхния от моркови и тиквички

Време за приготвяне: 10 минути
Време за готвене: 30 минути
Опции: 4

съставки:

- 1 глава жълт лук, нарязан
- 2 супени лъжици зехтин
- 2 скилидки чесън, смлени
- 4 тиквички, нарязани
- 2 моркова, нарязани
- 1 чаена лъжичка сладък червен пипер
- ¼ чаена лъжичка чили на прах
- Щипка черен пипер
- ½ клонки домати, нарязани
- 2 чаши зеленчуков бульон с ниско съдържание на натрий
- 1 супена лъжица див лук, нарязан
- 1 супена лъжица розмарин, нарязан

Упътвания:

1. Загрейте тенджера с олиото на умерен огън, добавете лука и чесъна, разбъркайте и запържете за 5 минути.
2. Добавете тиквичките, морковите и останалите продукти, оставете да заври и гответе още 25 минути.
3. Разпределете яхнията в купички и сервирайте веднага за обяд.

Хранене: Калории 272, мазнини 4,6, фибри 4,7, въглехидрати 14,9, протеини 9

Яхния от зеле и зелен фасул

Време за приготвяне: 10 минути
Време за приготвяне: 25 минути
Опции: 4

съставки:
- 2 супени лъжици зехтин
- 1 глава червено зеле, настъргано
- 1 глава червен лук, наситнен
- 1 килограм зелен фасул, подрязан и наполовина
- 2 скилидки чесън, смлени
- 7 унции консервирани домати, без добавена сол, нарязани
- 2 чаши зеленчуков бульон с ниско съдържание на натрий
- Щипка черен пипер
- 1 супена лъжица копър, нарязан

Упътвания:
1. Загрейте тенджера с олиото, на средна температура, добавете лука и чесъна, разбъркайте и запържете за 5 минути.
2. Добавете зелето и останалите съставки, разбъркайте, похлупете и оставете да къкри на умерен огън 20 минути.
3. Разпределете в купички и сервирайте за обяд.

Хранене: Калории 281, мазнини 8,5, фибри 7,1, въглехидрати 14,9, протеин 6,7

Гъбена супа с чили

Време за приготвяне: 5 минути
Време за готвене: 30 минути
Опции: 4

съставки:

- 1 глава жълт лук, нарязан
- 1 супена лъжица зехтин
- 1 червена чушка чили, нарязана
- 1 чаена лъжичка чили на прах
- ½ чаена лъжичка лют червен пипер
- 4 скилидки чесън, смлени
- 1 килограм бели гъби, нарязани
- 6 чаши зеленчуков бульон с ниско съдържание на натрий
- 1 чаша домати, нарязани на кубчета
- ½ супена лъжица магданоз, нарязан

Упътвания:

1. Загрейте тенджера с олиото, на умерен огън, добавете лука, лютия пипер, лютия пипер, чилито на прах и чесъна, разбъркайте и задушете за 5 минути.
2. Добавете гъбите, разбъркайте и гответе още 5 минути.
3. Добавете останалите съставки, оставете да заври и гответе на умерен огън 20 минути.
4. Разпределете супата в купички и сервирайте.

Хранене: Калории 290, мазнини 6,6, фибри 4,6, въглехидрати 16,9, протеини 10

Свинско чили

Време за приготвяне: 10 минути
Време за готвене: 30 минути
Опции: 4

съставки:
- 2 килограма свинско месо от яхния, нарязано на кубчета
- 2 супени лъжици чили паста
- 1 глава жълт лук, нарязан
- 2 скилидки чесън, смлени
- 1 супена лъжица зехтин
- 2 чаши телешки бульон с ниско съдържание на натрий
- 1 супена лъжица риган, нарязан

Упътвания:
1. Загрейте тенджера с олиото, на средно силен огън, добавете лука и чесъна, разбъркайте и запържете за 5 минути.
2. Добавете месото и го запържете за още 5 минути.
3. Добавете останалите съставки, оставете да заври и гответе на умерен огън още 20 минути.
4. Разпределете сместа в купички и сервирайте.

Хранене: Калории 363, мазнини 8,6, фибри 7, въглехидрати 17,3, протеини 18,4

Салата с гъби и сьомга с червен пипер

Време за приготвяне: 10 минути
Време за приготвяне: 20 минути
Опции: 4

съставки:
- 10 унции пушена сьомга с ниско съдържание на натрий, без кости, без кожа и нарязана на кубчета
- 2 глави зелен лук, нарязани
- 2 червени люти чушки, нарязани
- 1 супена лъжица зехтин
- ½ чаена лъжичка риган, изсушен
- ½ чаена лъжичка пушен червен пипер
- Щипка черен пипер
- 8 унции бели гъби, нарязани
- 1 супена лъжица лимонов сок
- 1 чаша черни маслини, без костилки и наполовина
- 1 супена лъжица магданоз, наситнен

Упътвания:
1. Загрейте тиган с олио на среден огън, добавете лука и лютите чушки, разбъркайте и гответе 4 минути.
2. Добавете гъбите, разбъркайте и запържете за 5 минути.
3. Добавете сьомгата и останалите съставки, разбъркайте, гответе всичко още 10 минути, разпределете в купички и сервирайте за обяд.

Хранене: калории 321, мазнини 8,5, фибри 8, въглехидрати 22,2, протеини 13,5

Смес от нахут и картофи

Време за приготвяне: 10 минути
Време за готвене: 30 минути
Опции: 4

съставки:

- 2 супени лъжици зехтин
- 1 чаша нахут от консерва, без сол, отцеден и изплакнат
- 1 килограм сладки картофи, обелени и нарязани на парчета
- 4 скилидки чесън, смлени
- 2 шалот, нарязани
- 1 чаша домати от консерва, без сол и нарязани
- 1 чаена лъжичка кориандър, смлян
- 2 домата, нарязани
- 1 чаша зеленчуков бульон с ниско съдържание на натрий
- Щипка черен пипер
- 1 супена лъжица лимонов сок
- 1 супена лъжица кориандър, нарязан

Упътвания:

1. Загрейте тенджера с олиото на среден огън, добавете шалота и чесъна, разбъркайте и запържете за 5 минути.
2. Добавете нахута, картофите и останалите съставки, оставете да заври и гответе на умерен огън 25 минути.

3. Разпределете всичко в купички и сервирайте за обяд.

Хранене: калории 341, мазнини 11,7, фибри 6, въглехидрати 14,9, протеини 18,7

Микс за пиле с кардамон

Време за приготвяне: 10 минути
Време за готвене: 30 минути
Опции: 4

съставки:
- 1 супена лъжица зехтин
- 1 килограм пилешки гърди, без кожа, обезкостени и нарязани на кубчета
- 1 шалот, нарязан
- 1 супена лъжица джинджифил, благодарен
- 2 скилидки чесън, смлени
- 1 чаена лъжичка кардамон, смлян
- ½ чаена лъжичка куркума на прах
- 1 чаена лъжичка сок от лайм
- 1 чаша пилешки бульон с ниско съдържание на натрий
- 1 супена лъжица кориандър, нарязан

Упътвания:
1. Загрейте тенджера с олиото на умерен огън, добавете шалот, джинджифил, чесън, кардамон и куркума, разбъркайте и запържете за 5 минути.
2. Добавете месото и го запържете за 5 минути.
3. Добавете останалите съставки, оставете всичко да заври и гответе 20 минути.
4. Разпределете сместа в купички и сервирайте.

Хранене: калории 175, мазнини 6,5, фибри 0,5, въглехидрати 3,3, протеини 24,7

Леща Чили

Време за приготвяне: 10 минути
Време за приготвяне: 35 минути
Опции: 6

съставки:

- 1 зелена чушка, нарязана
- 1 супена лъжица зехтин
- 2 пресни глави лук, нарязани
- 2 скилидки чесън, смлени
- 24 унции консервирана леща, без добавена сол, отцедена и изплакнатa
- 2 чаши вегетариански бульон
- 2 супени лъжици чили на прах, леко
- ½ чаена лъжичка чипотъл на прах
- 30 унции консервирани домати, без добавена сол, нарязани
- Щипка черен пипер

Упътвания:

1. Загрейте тенджера с олиото на умерен огън, добавете лука и чесъна, разбъркайте и запържете за 5 минути.
2. Добавете червения пипер, лещата и останалите съставки, оставете да заври и гответе на умерен огън 30 минути.
3. Разпределете чилито в купички и сервирайте за обяд.

Хранене:Калории 466, мазнини 5, фибри 37,6, въглехидрати 77,9, протеини 31,2

Розмарин ендивия

Време за приготвяне: 10 минути
Време за приготвяне: 20 минути
Опции: 4

съставки:

- 2 ендивия, разполовени по дължина
- 2 супени лъжици зехтин
- 1 чаена лъжичка розмарин, изсушен
- ½ чаена лъжичка куркума на прах
- Щипка черен пипер

Упътвания:

1. В тиган комбинирайте ендивията с олиото и другите съставки, запържете леко, поставете във фурната и печете на 400 градуса F за 20 минути.
2. Разпределете в чинии и сервирайте като гарнитура.

Хранене: калории 66, мазнини 7,1, фибри 1, въглехидрати 1,2, протеин 0,3

Лимонена ендивия

Време за приготвяне: 10 минути
Време за приготвяне: 20 минути
Опции: 4

съставки:
- 4 ендивия, разполовени по дължина
- 1 супена лъжица лимонов сок
- 1 супена лъжица лимонов сок, настърган
- 2 супени лъжици обезмаслен пармезан, настърган
- 2 супени лъжици зехтин
- Щипка черен пипер

Упътвания:
1. В съд за печене смесете ендивията с лимоновия сок и другите съставки с изключение на пармезана и разбъркайте.
2. Поръсете пармезана отгоре, изпечете ендивията на 400 градуса F за 20 минути, разпределете в чинии и сервирайте като гарнитура.

Хранене: калории 71, мазнини 7,1, фибри 0,9, въглехидрати 2,3, протеини 0,9

Песто аспержи

Време за приготвяне: 10 минути
Време за приготвяне: 20 минути
Опции: 4

съставки:
- 1 килограм аспержи, нарязани
- 2 супени лъжици песто от босилек
- 1 супена лъжица лимонов сок
- Щипка черен пипер
- 3 супени лъжици зехтин
- 2 супени лъжици кориандър, нарязан

Упътвания:
1. Подредете аспержите върху покрита тава за печене, добавете пестото и другите съставки, разбъркайте, поставете във фурната и гответе на 400 градуса F за 20 минути.
2. Разпределете в чинии и сервирайте като гарнитура.

Хранене: Калории 114, мазнини 10,7, фибри 2,4, въглехидрати 4,6, протеини 2,6

Корени от червен пипер

Време за приготвяне: 10 минути
Време за готвене: 30 минути
Опции: 4

съставки:
- 1 килограм бебешки моркови, нарязани
- 1 супена лъжица сладък червен пипер
- 1 чаена лъжичка сок от лайм
- 3 супени лъжици зехтин
- Щипка черен пипер
- 1 чаена лъжичка сусам

Упътвания:
1. Подредете морковите върху покрита тава за печене, добавете червения пипер и другите съставки, с изключение на сусамовите семена, хвърлете, поставете във фурната и печете на 400 градуса F за 30 минути.
2. Разпределете морковите между чиниите, поръсете отгоре със сусам и сервирайте като гарнитура.

Хранене: калории 142, мазнини 11,3, фибри 4,1, въглехидрати 11,4, протеини 1,2

Кремообразна картофена тава

Време за приготвяне: 10 минути
Време за приготвяне: 1 час
Опции: 8

съставки:
- 1 килограм златни картофи, обелени и нарязани на парчета
- 2 супени лъжици зехтин
- 1 глава червен лук, наситнен
- 2 скилидки чесън, смлени
- 2 чаши кокосова сметана
- 1 супена лъжица мащерка, нарязана
- ¼ чаена лъжичка индийско орехче, смляно
- ½ чаша нискомаслен пармезан, настърган

Упътвания:
1. Загрейте тиган с олио на среден огън, добавете лука и чесъна и запържете за 5 минути.
2. Добавете картофите и ги запържете за още 5 минути.
3. Добавете сметаната и останалите съставки, разбъркайте внимателно, оставете да заври и гответе на умерен огън още 40 минути.
4. Разпределете сместа в чинии и сервирайте като гарнитура.

Хранене: Калории 230, мазнини 19,1, фибри 3,3, въглехидрати 14,3, протеини 3,6

Сусамово зеле

Време за приготвяне: 10 минути
Време за приготвяне: 20 минути
Опции: 4

съставки:

- 1 килограм зелено зеле, грубо настъргано
- 2 супени лъжици зехтин
- Щипка черен пипер
- 1 шалот, нарязан
- 2 скилидки чесън, смлени
- 2 супени лъжици балсамов оцет
- 2 супени лъжици лют червен пипер
- 1 чаена лъжичка сусам

Упътвания:

1. Загрейте тиган с олио на среден огън, добавете шалот и чесън и запържете за 5 минути.
2. Добавете зелето и останалите съставки, разбъркайте, гответе на среден огън за 15 минути, разпределете в чинии и сервирайте.

Хранене: калории 101, мазнини 7,6, фибри 3,4, въглехидрати 84, протеини 1,9

кориандър броколи

Време за приготвяне: 10 минути
Време за готвене: 30 минути
Опции: 4

съставки:

- 2 супени лъжици зехтин
- 1 килограм цветчета броколи
- 2 скилидки чесън, смлени
- 2 супени лъжици чили сос
- 1 супена лъжица лимонов сок
- Щипка черен пипер
- 2 супени лъжици кориандър, нарязан

Упътвания:

1. В тиган смесете броколите с олиото, чесъна и другите съставки, разбъркайте малко, поставете във фурната и печете на 400 градуса F за 30 минути.
2. Разпределете сместа в чинии и сервирайте като гарнитура.

Хранене: калории 103, мазнини 7,4, фибри 3, въглехидрати 8,3, протеини 3,4

Чили Брюкселско зеле

Време за приготвяне: 10 минути
Време за приготвяне: 25 минути
Опции: 4

съставки:

- 1 супена лъжица зехтин
- 1 фунт Кълнове, подрязани и наполовина
- 2 скилидки чесън, смлени
- ½ чаша нискомаслена моцарела, настъргана
- Парче черен пипер, смлян

Упътвания:

1. В съд за печене смесете кълновете с олиото и другите съставки с изключение на сиренето и завийте на руло.
2. Поръсете сиренето отгоре, поставете във фурната и печете на 400 градуса F за 25 минути.
3. Разпределете в чинии и сервирайте като гарнитура.

Хранене: калории 91, мазнини 4,5, фибри 4,3, въглехидрати 10,9, протеини 5

Смесете кълнове и зелен лук

Време за приготвяне: 10 минути
Време за приготвяне: 25 минути
Опции: 4

съставки:
- 2 супени лъжици зехтин
- 1 фунт Кълнове, подрязани и наполовина
- 3 глави зелен лук, нарязани
- 2 скилидки чесън, смлени
- 1 супена лъжица балсамов оцет
- 1 супена лъжица сладък червен пипер
- Щипка черен пипер

Упътвания:
1. В тава за печене смесете брюкселското зеле с олиото и другите съставки, разбъркайте и печете на 400 градуса F за 25 минути.
2. Разпределете сместа между чиниите и сервирайте.

Хранене: Калории 121, мазнини 7,6, фибри 5,2, въглехидрати 12,7, протеини 4,4

Пюре от карфиол

Време за приготвяне: 10 минути
Време за приготвяне: 25 минути
Опции: 4

съставки:
- 2 килограма цветчета карфиол
- ½ чаша кокосово мляко
- Щипка черен пипер
- ½ чаша нискомаслена захар
- 1 супена лъжица кориандър, нарязан
- 1 супена лъжица див лук, нарязан

Упътвания:
1. Поставете карфиола в тенджера, добавете вода, за да покрие, оставете да заври на умерен огън, гответе 25 минути и отцедете.
2. Смесете карфиола, добавете млякото, черния пипер и сметаната, разбийте добре, разпределете в чиниите, поръсете отгоре с останалите продукти и сервирайте.

Хранене:Калории 188, мазнини 13,4, фибри 6,4, въглехидрати 15, протеини 6,1

Салата с авокадо

Време за приготвяне: 5 минути
Време за приготвяне: 0 минути
Опции: 4

съставки:
- 2 супени лъжици зехтин
- 2 авокадо, обелени, без костилки и нарязани на парчета
- 1 чаша маслини каламата, без костилки и наполовина
- 1 чаша домати, нарязани на кубчета
- 1 супена лъжица джинджифил, благодарен
- Щипка черен пипер
- 2 чаши бейби рукола
- 1 супена лъжица балсамов оцет

Упътвания:
1. В купа смесете авокадото с каламата и останалите съставки, разбъркайте и сервирайте като гарнитура.

Хранене: калории 320, мазнини 30,4, фибри 8,7, въглехидрати 13,9, протеини 3

Салата от репички

Време за приготвяне: 5 минути
Време за приготвяне: 0 минути
Опции: 4

съставки:
- 2 глави зелен лук, нарязани
- 1 килограм репички, нарязани на кубчета
- 2 супени лъжици балсамов оцет
- 2 супени лъжици зехтин
- 1 чаена лъжичка чили на прах
- 1 чаша черни маслини, без костилки и наполовина
- Щипка черен пипер

Упътвания:
1. В голяма купа за салата комбинирайте репичките с лука и другите съставки, разбъркайте и сервирайте като гарнитура.

Хранене:калории 123, мазнини 10,8, фибри 3,3, въглехидрати 7, протеини 1,3

Салата с лимонова ендивия

Време за приготвяне: 5 минути
Време за приготвяне: 0 минути
Опции: 4

съставки:
- 2 ендивии, едро нарязани
- 1 супена лъжица копър, нарязан
- ¼ чаша лимонов сок
- ¼ чаша зехтин
- 2 чаши бейби спанак
- 2 домата, нарязани на кубчета
- 1 краставица, нарязана
- ½ чаша орехи, смлени

Упътвания:
1. В голяма купа комбинирайте ендивията със спанака и другите съставки, разбъркайте и сервирайте като гарнитура.

Хранене: калории 238, мазнини 22,3, фибри 3,1, въглехидрати 8,4, протеини 5,7

Смес от маслини и царевица

Време за приготвяне: 5 минути
Време за приготвяне: 0 минути
Опции: 4

съставки:
- 2 супени лъжици зехтин
- 1 супена лъжица балсамов оцет
- Щипка черен пипер
- 4 чаши царевица
- 2 чаши черни маслини, без костилки и наполовина
- 1 глава червен лук, наситнен
- ½ чаша чери домати, наполовина
- 1 супена лъжица босилек, нарязан
- 1 супена лъжица халапеньо, нарязано
- 2 чаши римска маруля, настъргана

Упътвания:
1. В голяма купа смесете царевицата с маслините, салатата и останалите продукти, овалайте добре, разпределете в чинии и сервирайте като гарнитура.

Хранене: калории 290, мазнини 16.1, фибри 7.4, въглехидрати 37.6, протеини 6.2

Салата с рукола и кедрови ядки

Време за приготвяне: 5 минути
Време за приготвяне: 0 минути
Опции: 4

съставки:
- ¼ чаша семена от нар
- 5 чаши бейби рукола
- 6 супени лъжици зелен лук, нарязан
- 1 супена лъжица балсамов оцет
- 2 супени лъжици зехтин
- 3 супени лъжици кедрови ядки
- ½ шалот, нарязан

Упътвания:
1. В купа за салата смесете руколата с нара и останалите съставки, разбъркайте и сервирайте.

Хранене: Калории 120, мазнини 11,6, фибри 0,9, въглехидрати 4,2, протеини 1,8

Бадеми и спанак

Време за приготвяне: 10 минути
Време за приготвяне: 0 минути
Опции: 4

съставки:
- 2 супени лъжици зехтин
- 2 авокадо, обелени, без костилки и нарязани на парчета
- 3 чаши бейби спанак
- ¼ чаша бадеми, препечени и нарязани
- 1 супена лъжица лимонов сок
- 1 супена лъжица кориандър, нарязан

Упътвания:
1. В купа смесете авокадото с бадемите, спанака и останалите продукти, разбъркайте и сервирайте като гарнитура.

Хранене: Калории 181, мазнини 4, фибри 4,8, въглехидрати 11,4, протеин 6

Салата от зелен боб и царевица

Време за приготвяне: 4 минути
Време за приготвяне: 0 минути
Опции: 4

съставки:
- Сок от 1 лайм
- 2 чаши римска маруля, настъргана
- 1 чаша царевица
- ½ килограм зелен фасул, бланширан и разполовен
- 1 краставица, нарязана
- 1/3 чаша див лук, нарязан

Упътвания:
1. В купа смесете зеления фасул с царевицата и другите съставки, разбъркайте и сервирайте.

Хранене: Калории 225, мазнини 12, фибри 2,4, въглехидрати 11,2, протеини 3,5

Салата от ендивия и кале

Време за приготвяне: 4 минути
Време за приготвяне: 0 минути
Опции: 4

съставки:
- 3 супени лъжици зехтин
- 2 ендивия, подрязани и настъргани
- 2 супени лъжици сок от лайм
- 1 супена лъжица кора от лайм, благодарна
- 1 глава червен лук, нарязан
- 1 супена лъжица балсамов оцет
- 1 килограм зеле, настъргано
- Щипка черен пипер

Упътвания:
1. В купа комбинирайте ендивията с кейла и другите съставки, разбъркайте добре и сервирайте студена като гарнитура към салата.

Хранене: калории 270, мазнини 11,4, фибри 5, въглехидрати 14,3, протеини 5,7

Салата Едамаме

Време за приготвяне: 5 минути
Време за приготвяне: 6 минути
Опции: 4

съставки:
- 2 супени лъжици зехтин
- 2 супени лъжици балсамов оцет
- 2 скилидки чесън, смлени
- 3 чаши едамаме, черупки
- 1 супена лъжица див лук, нарязан
- 2 шалот, нарязани

Упътвания:
1. Загрейте тиган с олиото на среден огън, добавете едамамето, чесъна и останалите съставки, завийте, гответе 6 минути, разпределете в чинии и сервирайте.

Хранене: калории 270, мазнини 8,4, фибри 5,3, въглехидрати 11,4, протеини 6

Салата от грозде и авокадо

Време за приготвяне: 5 минути
Време за приготвяне: 0 минути
Опции: 4

съставки:

- 2 чаши бейби спанак
- 2 авокадо, обелени, без костилки и грубо нарязани на кубчета
- 1 краставица, нарязана
- 1 и ½ чаши зелено грозде, наполовина
- 2 супени лъжици масло от авокадо
- 1 супена лъжица ябълков оцет
- 2 супени лъжици магданоз, наситнен
- Щипка черен пипер

Упътвания:

1. В купа за салата комбинирайте бейби спанака с авокадото и другите съставки, разбъркайте и сервирайте.

Хранене: калории 277, мазнини 11,4, фибри 5, въглехидрати 14,6, протеини 4

Микс от риган и патладжан

Време за приготвяне: 10 минути
Време за приготвяне: 20 минути
Опции: 4

съставки:

- 2 големи патладжана, нарязани на груби кубчета
- 1 супена лъжица риган, нарязан
- ½ чаша нискомаслен пармезан, настърган
- ¼ чаена лъжичка чесън на прах
- 2 супени лъжици зехтин
- Щипка черен пипер

Упътвания:

1. В тиган смесете картофите с ригана и другите съставки с изключение на сиренето и разбъркайте.
2. Поръсете пармезан отгоре, поставете във фурната и печете на 370 градуса F за 20 минути.
3. Разпределете в чинии и сервирайте като гарнитура.

Хранене: Калории 248, мазнини 8,4, фибри 4, въглехидрати 14,3, протеин 5,4

Микс от печени домати

Време за приготвяне: 10 минути
Време за приготвяне: 20 минути
Опции: 4

съставки:
- 2 килограма домати, нарязани наполовина
- 1 супена лъжица босилек, нарязан
- 3 супени лъжици зехтин
- Корaта на 1 лимон, настъргана
- 3 скилидки чесън, смлени
- ¼ чаша нискомаслен пармезан, настърган
- Щипка черен пипер

Упътвания:
1. В тиган смесете доматите с босилека и останалите съставки без сиренето и разбъркайте.
2. Поръсете пармезана отгоре, поставете във фурната на 375 градуса F за 20 минути, разпределете между чиниите и сервирайте като гарнитура.

Хранене: Калории 224, мазнини 12, фибри 4,3, въглехидрати 10,8, протеини 5,1

Мащерка Гъби

Време за приготвяне: 10 минути
Време за готвене: 30 минути
Опции: 4

съставки:

- 2 килограма бели гъби, нарязани наполовина
- 4 скилидки чесън, смлени
- 2 супени лъжици зехтин
- 1 супена лъжица мащерка, нарязана
- 2 супени лъжици магданоз, наситнен
- Черен пипер на вкус

Упътвания:

1. В тава за печене смесете гъбите с чесъна и другите съставки, разбъркайте, поставете във фурната и гответе на 400 градуса F за 30 минути.
2. Разпределете в чинии и сервирайте като гарнитура.

Хранене: Калории 251, мазнини 9,3, фибри 4, въглехидрати 13,2, протеини 6

Соте от спанак и царевица

Време за приготвяне: 10 минути
Време за приготвяне: 15 минути
Опции: 4

съставки:
- 1 чаша царевица
- 1 килограм листа спанак
- 1 чаена лъжичка сладък червен пипер
- 1 супена лъжица зехтин
- 1 глава жълт лук, нарязан
- ½ чаша босилек, накъсан
- Щипка черен пипер
- ½ чаена лъжичка люспи от червен пипер

Упътвания:
1. Загрейте тиган с олиото на средно силен огън, добавете лука, разбъркайте и запържете за 5 минути.
2. Добавете царевицата, спанака и останалите съставки, разбъркайте, гответе на умерен огън още 10 минути, разпределете в чинии и сервирайте.

Хранене: Калории 201, мазнини 13,1, фибри 2,5, въглехидрати 14,4, протеини 3,7

Задушете царевицата и лука

Време за приготвяне: 10 минути
Време за приготвяне: 15 минути
Опции: 4

съставки:
- 4 чаши царевица
- 1 супена лъжица масло от авокадо
- 2 шалот, нарязани
- 1 чаена лъжичка чили на прах
- 2 супени лъжици доматено пюре, без сол
- 3 глави лук, нарязани на кубчета
- Щипка черен пипер

Упътвания:
1. Загрейте тиган с олиото на средно силен огън, добавете лука и чилито на прах, разбъркайте и запържете за 5 минути.
2. Добавете царевицата и останалите продукти, завийте на руло, гответе още 10 минути, разпределете в чинии и сервирайте като гарнитура.

Хранене: Калории 259, мазнини 11,1, фибри 2,6, въглехидрати 13,2, протеини 3,5

Салата от спанак и манго

Време за приготвяне: 10 минути
Време за приготвяне: 0 минути
Опции: 4

съставки:
- 1 чаша манго, обелено и нарязано на кубчета
- 4 чаши бейби спанак
- 1 супена лъжица зехтин
- 2 пресни глави лук, нарязани
- 1 супена лъжица лимонов сок
- 1 супена лъжица каперси, отцедени, без добавена сол
- 1/3 чаша бадеми, нарязани

Упътвания:
1. В купа смесете спанака с мангото и останалите съставки, разбъркайте и сервирайте.

Хранене: калории 200, мазнини 7,4, фибри 3, въглехидрати 4,7, протеини 4,4

Картофи с горчица

Време за приготвяне: 5 минути
Време за приготвяне: 1 час
Опции: 4

съставки:
- 1 килограм златни картофи, обелени и нарязани на парчета
- 2 супени лъжици зехтин
- Щипка черен пипер
- 2 супени лъжици розмарин, нарязан
- 1 супена лъжица дижонска горчица
- 2 скилидки чесън, смлени

Упътвания:
1. В тиган смесете картофите с олиото и другите съставки, разбъркайте, поставете във фурната при 400 градуса F и печете около 1 час.
2. Разпределете в чиниите и сервирайте веднага като гарнитура.

Хранене: калории 237, мазнини 11,5, фибри 6,4, въглехидрати 14,2, протеини 9

Кокосово брюкселско зеле

Време за приготвяне: 5 минути
Време за готвене: 30 минути
Опции: 4

съставки:
- 1 фунт Кълнове, подрязани и наполовина
- 1 чаша кокосова сметана
- 1 супена лъжица зехтин
- 2 шалот, нарязани
- Щипка черен пипер
- ½ чаша ядки кашу, натрошени

Упътвания:
1. В тава за печене комбинирайте кълновете със сметаната и останалите съставки, разбъркайте и печете във фурната за 30 минути при 350 градуса F.
2. Разпределете в чинии и сервирайте като гарнитура.

Хранене: Калории 270, мазнини 6,5, фибри 5,3, въглехидрати 15,9, протеини 3,4

Корени от градински чай

Време за приготвяне: 10 минути
Време за готвене: 30 минути
Опции: 4

съставки:
- 2 супени лъжици зехтин
- 2 супени лъжици сладък червен пипер
- 1 килограм моркови, обелени и нарязани на едро
- 1 глава червен лук, наситнен
- 1 супена лъжица градински чай, нарязан
- Щипка черен пипер

Упътвания:
1. В тава за печене комбинирайте морковите с маслото и другите съставки, разбъркайте и печете на 380 градуса F за 30 минути.
2. Разпределете в чинии и сервирайте.

Хранене: Калории 200, мазнини 8,7, фибри 2,5, въглехидрати 7,9, протеини 4

www.ingramcontent.com/pod-product-compliance
Lightning Source LLC
Chambersburg PA
CBHW071434080526
44587CB00014B/1834